序　文

　世界的に糖尿病患者は増加しており，わが国では成人6人に1人，70歳以上では4人に1人が糖尿病を持つと報告されています．これだけ多いと，患者さんへの治療や指導も一筋縄では解決いたしません．患者さんが10人おられれば10人とも，問題点や疑問点も異なります．「Aさんへの説明でうまくいった内容が，Bさんに伝わらない」といったことは日常臨床ではよくあります．

　そこで，本書は，「糖尿病患者トラブルシューティングA to Z」と題して，糖尿病患者の診療や支援の現場で直面するであろうトラブルに備えて，知識と対応力を身につけるための実践書を目指しました．わが国の診療現場の第一線でトップランナーとしてご活躍の先生方に，患者さんをめぐるさまざまな困った状況やケースに関して，その原因・背景，対処法，予防策，トラブル後のフォローなどをQ&Aでご解説いただきました．

　大阪で働く編者が質問を挙げましたので，関西ならではの「えぐい」トラブル項目もあるかもしれません．どうかご容赦ください．少しでも，皆様のご診療・ご指導のお役に立てれば至福です．

　最後に，超ご多忙のなか，しかも無茶ぶりな質問に，丁寧にご回答いただいた諸先生に，心より御礼申し上げます．

2025年3月
編者を代表して
細井雅之

Contents

I 糖尿病診療・療養支援全般のトラブル

Q1 患者さんが「糖尿病はもう治った」といって，来なくなることがあります．来なくならないようにするには，どう説明すればいいですか？ … 2

COLUMN「血糖値が高いってどういうことですか？ HbA1c との関係は？」 … 5

Q2 インスリンを自己注射している患者さんが，「血糖値を測るのは痛いし，お金もかかるのでいやだ」と測ってくれません．どう対応したらいいですか？ … 7

Q3 FreeStyle リブレや CGM の血糖モニター，インスリンポンプはどんな患者さんに保険適用がありますか？ 代金はいくらくらいかかりますか？ … 11

Q4 70歳代男性，HbA1c 6.2% の患者さん．近所のかかりつけ医を紹介します，といっても，「見放すつもりか」といって，受診しようとしません．どう説明すればいいですか？ … 15

Q5 40歳代男性の患者さん．週刊誌の記事を持ってきては，「薬を減らしてほしい」「この特定保健用食品やサプリメントはいい」といってこられます．どう説明すればいいですか？ … 18

Q6 罹病15年の40歳代女性の患者さん．「外来の先生と相性が悪い，主治医を変えてほしい」といっていると受付からいわれました．どのように対応したらいいですか？ … 21

Q7 40歳代男性の患者さん．療養行動について「今日から○○するようにする」といってくるけれど，一度もしてきたことがありません．信頼関係ができていないのでしょうか？ どのように関わると取り組んできてくれるのでしょうか？ … 24

Q8 患者さんから「就職のときとか，糖尿病っていうと受かりにくいって聞きました．なので会社には黙っておこうと思います」といわれました．どういってあげればいいでしょうか？ … 28

Q9 患者さんから，糖尿病になったらあちこち病院に行かないといけなくてお金が結構かかると相談されました．医療費を安くする工夫はないでしょうか？ … 32

COLUMN「歯の治療もするようにいわれました．なんでですか？」 … 36

Q 10　2型糖尿病で80歳代男性の患者さん．「自分の人生なので，好きなものを食べて好きなようにして死にたい」と話し，なかなか食事療法や運動療法が進みません．HbA1cは9%台です．どう対応したらいいですか？　39

COLUMN　「指先で測る血糖値と病院で採血したときの血糖値が違うのはどうしてですか？」　42

Q 11　1型糖尿病を発症したばかりの7歳の患児のお母さんが，自分のせいではないかと泣いています．また，今後の学校生活についての不安の訴えもあります．どう対応したらいいですか？　44

COLUMN　（1型糖尿病患児の親御さん）「成長期って血糖値は下がりにくいんですか？」　47

COLUMN　「ストレスと糖尿病って関係あるんですか？」　49

Q 12　境界型の患者さんに，「"糖尿病予備軍"といわれたんですが，まだ糖尿病じゃないし，とくに症状もないから大丈夫ですよね？」といわれました．どうフォローしてあげればいいでしょうか？　51

COLUMN　「海外旅行に行くのですが，何か注意事項はありますか？」　54

II　薬物療法のトラブル

Q 13　肥満の30歳代男性の患者さん．メトホルミン500 mgでHbA1c 8.8%．「これ以上，薬は飲みたくない」と，薬の追加や変更を嫌がっています．どう対応したらいいですか？　58

Q 14　やせ型の40歳代女性の患者さん．グリメピリド6 mgを服用していてHbA1c 9.5%．「インスリン注射は死んでも嫌だ」と拒否され続けています．どう対応したらいいですか？　61

Q 15　肥満の70歳代男性の患者さん，腎症第3期．eGFR 45 mL/分/1.73 m^{2}と低下．血圧164/98 mmHgでも，「病院で高いだけだ」といって降圧薬を服用してくれません．放置していていいでしょうか？　64

Q16 70歳代男性の患者さんがインフルエンザになり食事を摂れなくなりました. しかし, 糖尿病経口薬をすべて服用していたため3日目に意識障害で救急搬送されました. どのように説明しておくべきだったのでしょうか? 67

Q17 80歳代男性の患者さん, 独居. 内服薬が合計15種類. 処方のときはいつも「赤いのが10個, 白いのが22個, 青いのが8個あまっているので減らしてほしい」と訴えていて, 毎回残る薬がバラバラです. どう対応したらいいですか? 71

Q18 やせ型の60歳代女性の患者さん, HbA1c 12％. インスリン強化療法［リスプロ（6.4.6）グラルギン（0.0.4）］を行っていますが, 低血糖がこわい, といってインスリンの増量には納得してもらえません. どう対応したらいいですか? 75

Q19 罹病歴1年, 30歳代男性の患者さん, アルコール多飲, やせ型でグリメピリド1 mgを服用しています. インスリン グラルギンが開始になってHbA1c 12％が7.2％に改善しましたが, 両下肢にビリビリする痛みがでてきて,「インスリンのために足が悪くなった」と怒っています. どう対応したらいいですか? 78

Q20 罹病歴25年. やせ型の60歳代女性の患者さん. HbA1c 13％で紹介され, インスリン強化療法を開始し, HbA1c 7.5％にまで改善しましたが,「右目がぼやけてみにくい」といってきました. どう説明したらいいですか? 81

Q21 2型糖尿病の40歳代男性の患者さん. 仕事上, 外食や飲み会もあるそうです. 患者さんから「焼き肉とか宴会のときはインスリンはどうしたらいいですか? 帰ってから打ってもいいですか?」と相談されました. どのようにアドバイスしたらいいですか? 84

COLUMN 「食前薬をよく飲み忘れます. 食後でもいいですか?」 86

Q22 30歳代女性, 1型糖尿病の患者さんが, 診察室前で突然倒れました. そのときの血糖値が30 mg/dLでした. かなり血糖値が下がっても症状が出ないようです. 予防方法などはありませんか? 88

COLUMN 「寝る前そんなに血糖値が高くないのに, 朝高いのはなんでですか?」 90

COLUMN 「先端恐怖症なので, インスリンの針が怖くてインスリン注射ができません」 92

Q23 視力障害がある患者さんでは空打ちの確認ができなかったり，単位も正確に合っているかわかりません．また血糖値も自分で確認できません．どのように支援したらいいですか？　94

III 合併症・併存疾患のトラブル

Q24 診療所の外来では，どんな検査をすれば「糖尿病の合併症」を調べることができますか？費用はいくらぐらいかかりますか？　98

Q25 70歳代男性の患者さん，腎症第4期，eGFR25 mL/分/1.73 m²．腎臓内科へ紹介を勧めましたが，「尿はよく出ているから必要ない」と紹介先へ行こうとしません．どう対応したらいいですか？　103

Q26 50歳代男性の患者さん，ヘビースモーカー，無症状，頸動脈エコーで左右にプラークを3個ずつ認めました．治療方針はどうしたらいいですか？脳神経外科へ紹介すべきですか？　106

Q27 60歳代男性の患者さん，喫煙者，症状なし．血管脈波検査でABI 0.7/0.9という結果でした．放置してよいでしょうか？　109

Q28 HbA1c 8%の患者さんに「新型コロナワクチンは心配だ．感染対策はどうしたらいいか」と聞かれました．どう説明すればいいですか？　112

Q29 60歳代男性の患者さん，足の母趾先が黒くなっていてもそのままにされていました．足の裏には潰瘍もありました．どう対応したらよいですか？　115

COLUMN 「水虫と糖尿病って関係あるんですか？」　117

Q30 80歳代男性の患者さん，独居．最近，予約の日と違うときに来たり，薬が余っていて「薬局が処方をよく間違う」と訴えています．どう対応したらいいですか？　120

Q31 60歳代で，肥満もある2型糖尿病の女性の患者さんから「このままだとあと1年で透析だといわれました．透析はしたくありません．最近頑張って運動するようにしています．その他はどうしたらいいですか？」と質問されました．どのようにアドバイスしたらいいですか？　123

IV 運動療法のトラブル

Q32 60歳代BMI32の肥満の男性患者さん，HbA1c 8.2％．運動療法を勧めましたが，「膝が痛くて歩けない」「夏は暑いから歩けない，冬は寒くて外に出られない」と，動いてもらえません．どうしたら運動してもらえるでしょうか？　128

Q33 78歳男性，BMI18のやせ型の患者さん．「最近は外出しなくなった」と，奥さんが困っています．どう指導すればいいでしょうか？　131

Q34 2型糖尿病，70歳代女性の患者さんでHbA1c 8〜9％で経過しています．毎日犬の散歩もかねて2時間近く歩いていますが，体重も減らず血糖値もよくなりません．どうアドバイスしたらいいですか？　134

Q35 運動療法を頑張り過ぎて，足に胼胝を作ってしまう患者さんがいます．やる気をそぎたくないので，運動を控えてといいにくいです．どう伝えればいいですか？　138

COLUMN「運動療法を頑張っていたのに，運動を控えるようにいわれました．なぜですか？」　140

V 食事療法のトラブル

Q36 40歳代女性の患者さん．摂取エネルギーが少ないにもかかわらず，体重がなかなか減りません．どのように対応したらよいでしょうか？　144

Q37 70歳代女性の患者さん．どうしてもおやつが楽しみでやめられないのですが，おやつをやめていただくにはどうしたらいいでしょうか？　147

Q38 50歳代男性の患者さん．仕事時間が不規則な場合の食事は，どのようなことに気を付けるようにしたらよいのでしょうか？　150

Q39 60歳代男性の患者さん．野菜が好きではない患者さんに野菜を食べるようにいっても食べてくれません．どのようにアプローチしたらよいでしょうか？　153

Q40 50歳代男性で「アルコールを飲むときは，ご飯は食べない」という患者さんがいます．食べるように指導したら太るように思いますが，どのように返答するのがよいでしょうか? 156

COLUMN 「アルコール飲料を飲む場合，アルコール飲料の種類によって血糖コントロールへの影響は差があるのでしょうか?」 158

Q41 70歳代男性の患者さん．「食事は妻に任せているから」といって，食事の話を聞いてくれません．どうしたら聞いてくれるのでしょうか? 160

Q42 50歳代女性のインスリンの頻回注射法の患者さん．朝食後の血糖値が高値になりすぎてしまう場合，朝食の量を減らしたほうがよいのでしょうか? 162

COLUMN 「砂糖を入れなければコーヒーは何杯飲んでも問題ないでしょうか?」 164

Q43 人工甘味料も身体によくないと聞きます．結局，砂糖と人工甘味料はどちらを用いるのがよいのでしょうか? 166

Q44 やせている患者さんの場合，今までの食事より食べる量を増やすことがありますが，血糖値が上がるといってエネルギー（食事量）を増やしてくれません．どのようにアプローチしたらよいでしょうか? 169

Q45 30歳男性患者さん．筋トレして筋肉増強するために，たんぱく質を摂るけれど糖質は摂りたくないといいます．血糖コントロールも悪くないので，無理に栄養素バランスを変えなくてもいいでしょうか．それとも糖質も摂るように指導したほうがよいでしょうか? 173

Q46 70歳代女性，2型糖尿病の患者さんで，BMI 28で活動量も減っています．患者さんから「1日2食なんです．食べる量が増えてもやっぱり3食食べたほうがいいんですか?」と聞かれました．どうアドバイスしたらよいでしょうか? 176

Q47 50歳代男性，肥満のある2型糖尿病患者さん．経済的にも厳しい生活を送っており，独居で自炊が難しく，コンビニエンスストアなどで買ってきた惣菜で食事をすませている患者さんにどうアドバイスしたらいいですか? 178

Q48 血糖値を上げたくないと炭水化物をほとんど食べない妊娠糖尿病の患者さんがいます．ケトン体も出ています．説明の仕方も含めて，妊娠期の糖代謝異常への対応について教えてください． 181

COLUMN	「生理と血糖値って関係あるんですか？」	185
COLUMN	（20 歳代女性患者さん）「糖尿病は遺伝するので子どもは欲しくありません」	186
COLUMN	「家より病院のほうがごはんの量が多いけどいいんですか？ 家より病院のほうが血糖値が高いんですが」	188

索 引　190

●略語一覧

ABI	ankle-brachial（pressure）index　下腿 – 上腕血圧比
ADA	American Diabetes Association　米国糖尿病学会
ADL	activities of daily living　日常生活動作
AHA	American Heart Association　米国心臓協会
BMI	body mass index　ボディマス指数
CGM	continuous glucose monitoring　持続血糖モニター
CKD	chronic kidney disease　慢性腎臓病
DPP-4	dipeptidyl-peptidase 4　ジペプチジルペプチダーゼ 4
EASD	Europian Association for the Study of Diabetes　欧州糖尿病学会
eGFR	estimated GFR　推算糸球体濾過率
GFR	glomerular filtration rate　糸球体濾過率
GIP	glucose-dependent insulinotropic polypeptide　グルコース依存性インスリン分泌刺激ポリペプチド
GLP-1	glucagon-like peptide-1　グルカゴン様ペプチド –1
HbA1c	hemoglobin A1c　ヘモグロビン A1c
HOMA-IR	homeostasis model assessment for insulin resistance　HOMA-IR 指数
IFG	impaired fasting glycemia（glucose）空腹時血糖異常
IGT	impaired glucose tolerance　耐糖能異常
JADEC	Japan Association for Diabetes Education and Care　日本糖尿病協会
OGTT	oral glucose tolerance test　経口ブドウ糖負荷試験
PAD	peripheral arterial disease　末梢動脈疾患
QOL	quality of life　生活の質
SGLT2	sodium-dependent glucose transporter 2　ナトリウム – グルコース共輸送体 2
SMBG	self-monitoring of blood glucose　血糖自己測定
TBI	toe-brachial pressure index　足趾 – 上腕血圧比

糖尿病診療・療養支援全般のトラブル

I 糖尿病診療・療養支援全般のトラブル

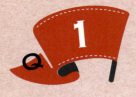

Q1 患者さんが「糖尿病はもう治った」といって，来なくなることがあります．来なくならないようにするには，どう説明すればいいですか？

ANSWER

- 膵臓からのインスリン分泌は，遺伝的素因，年齢，肥満・身体活動量などのインスリン抵抗性状態などにより影響を受けます．
- 2型糖尿病の場合，罹病年数とともにインスリン分泌能は低下していきます．
- 食事・運動療法，薬物治療により一時的に血糖値がよくなっても，加齢，生活習慣や体重増加，ストレスなどの変化により血糖値は悪化します．
- 自覚症状がないまま高血糖を長期間放置すると合併症が進行し，ある程度進行すると正常に回復することが困難になります．
- 糖尿病早期からの良好な血糖コントロールを保つことが糖尿病の進行や合併症の発症予防に最も重要です．
- 自覚症状の有無は糖尿病の状態を反映していないことも多いので，通院継続により血液検査などで経過をみることが大切です．

解説

糖尿病ってどんな疾患

　糖尿病という疾患は，膵臓β細胞から分泌されるインスリンの作用不足により，慢性の高血糖状態を引き起こしている疾患です．糖尿病の大部分を占めている2型糖尿病では，発症の10年以上前から運動不足（身体活動量低下）や肥満などによりインスリン作用の低下（インスリン抵抗性）を生じています．その時期では，インスリン抵抗性を代償しようとして膵β細胞からのインスリン分泌は過剰状態になり，なんとか耐糖能は正常に維持されています．このような状態が長期間持続すると，インスリン分泌は罹病年数の経過とともに進行性に低下し，食後血糖が上昇し耐糖能異常（IGT）（境界型）となり，さらに，その後，インスリン分泌低下が高度になると空腹時血糖も上昇，糖尿病状態になると考えられています（図1）[1]．2型糖尿病の場合，診断される時点で，すでにピーク時のインスリン分泌能の約50%に低下しているともいわれています．インスリン分泌能がどれくらい長くインスリン抵抗性を代償し，正常な血糖状態を保てるかは，肥満や運動不足によるインスリン抵抗性状態などに加えて，個々の遺伝的素因も大きく影響します．日本人は欧

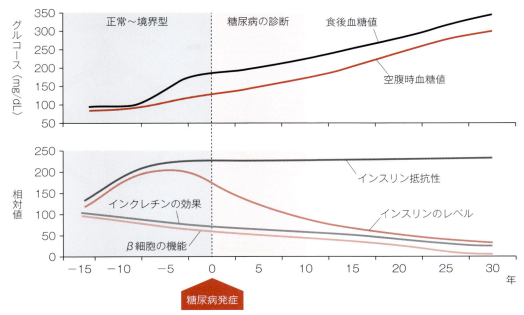

図1　2型糖尿病の自然経過

(Kendall, DM et al：Clinical application of incretin-based therapy：therapeutic potential, patient selection and clinical use. Am J Med 122：S37-50, 2009 より改変)

米人に比べて，同じ肥満度でもインスリン分泌能が低いことが多いようです．

　食事療法，運動療法，薬物治療などにより，一時的に血糖値が改善しても（たとえ正常範囲になったとしても），多くの場合，膵β細胞からのインスリン分泌能が完全に回復したわけではないので，糖尿病という疾患が根本的に「治った」「治癒」したわけではありません．加齢，体重増加，生活習慣の悪化，発熱などのストレスがかかった状態などにより，知らず知らずのうちに，血糖は悪化することが多くあります．

　膵β細胞からのインスリン分泌をできるだけ長期間良好に保つためには，インスリン抵抗性状態を改善しつつ，過剰なインスリン分泌を減らすことが重要になります．そのためには，適切な食事療法や体重管理，身体活動量の維持・増進などが重要になります．

● 自覚症状が出にくい糖尿病

　糖尿病の臨床診断は，口渇，多飲，多尿，体重減少の典型的な高血糖症状，血液検査による高血糖状態（空腹時血糖値 126 mg/dL 以上，随時血糖値 200 mg/dL 以上，HbA1c 6.5%以上），明らかな糖尿病網膜症の存在など慢性の高血糖状態であることを確認することにより診断されます[2]．

　糖尿病発症の初期や著明な高血糖状態の際には，患者さんも，典型的な高血糖の症状を強く自覚することが多くみられます．その一方で，高血糖状態が長く持続している多くの患者さんは，高血糖症状を自覚していません．血糖値が高いにもかかわらず，自覚症状も

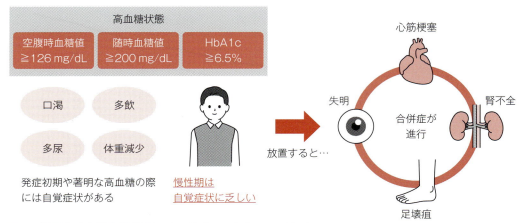

図2 糖尿病は自覚症状が出にくいサイレントキラーである

なく，「体調もよく，食欲もあり，元気で仕事もできています」という患者さんが多くみられます（図2）．このような場合，「糖尿病は治った」と思い，通院も中断してしまう患者さんも多いのが実情です．糖尿病は，「治った」とか「治らない」という疾患ではなく，「生涯を通じてうまく付き合っていく疾患」であり，「適切に治療管理していれば，多くの場合，ふつうの日常生活を送れますよ．他の生活習慣病の予防や治療にもつながります．その結果，より健康的な長寿をめざすことができます」というように説明することが大切です．

高血糖を放置すると合併症リスクがあがる

一方，自覚症状がないまま高血糖を長期間放置したり，治療中断により良好な血糖状態と高血糖を反復すると，糖尿病性細小血管症（網膜症，神経障害，腎症）の合併症が進行します．その障害がある程度進行すると，もとに回復することが困難になります．高度の視力障害・失明，末期腎不全，糖尿病性足病変などの重篤な合併症を生じます．また，狭心症・心筋梗塞，脳梗塞など動脈硬化による心血管疾患のリスクも上昇します．治療中断があると，このような合併症は進行しやすく，合併症の自覚症状が出たときは，すでに進行していることも多いことから，「サイレントキラー」とよばれることもあります．

よりよい血糖コントロールが糖尿病の進行や合併症の予防になる

長期持続する高血糖状態（ブドウ糖毒性），肥満などのインスリン抵抗性状態による高遊離脂肪酸状態（脂肪毒性）は膵β細胞からのインスリン分泌能を低下させることが知られています．一方，糖尿病早期よりよい血糖コントロール状態を長期間継続すると，その後の細小血管症や心血管合併症のリスクが低下すること，さらには死亡リスクも低下する

ことが多くの大規模臨床試験により明らかにされています．自覚症状のない糖尿病早期の患者さんには，このような研究成果も交えながら，長期間にわたり良好な血糖コントロールを続けることの重要性を繰り返し説明することが大切です．

（繪本正憲）

文献

1) Kendall, DM et al：Clinical application of incretin-based therapy：therapeutic potential, patient selection and clinical use. Am J Med 122：S37-50, 2009
2) 糖尿病診断基準に関する調査検討委員会：糖尿病の分類と診断基準に関する委員会報告（国際標準化対応版）．糖尿病 55：485-504，2012

患者さんからの疑問にどう答える？

「血糖値が高いってどういうことですか？ HbA1c との関係は？」

ANSWER

- 血糖値は，採血したときの血液中のグルコース濃度を示しています．
- 健康な状態では，膵臓から分泌されるインスリンとその拮抗ホルモンにより，血糖値は常にある一定の範囲内で維持されるように調節されています．
- 空腹時血糖値は 110 mg/dL 未満が正常型，126 mg/dL 以上は糖尿病型，随時血糖値では 200 mg/dL 以上が糖尿病型の基準とされています．
- 血糖値は，食事摂取状況や身体活動状況などにより常に変動しているので，血糖の高低を示す安定的な指標が必要です．
- HbA1c は，赤血球の酸素運搬タンパク質であるヘモグロビンの分子に血中のグルコースが結合した糖化ヘモグロビンを示しています．
- HbA1c は，赤血球の平均的な寿命期間により採血時の過去 1～2ヵ月前の平均的な血糖状態を示し，糖尿病治療に重要な指標です．

1. 血糖値とその調節機構

血糖値は，採血した際の血液中のグルコース濃度で mg/dL で示されています．健康な人では，膵β細胞から分泌され血糖値を低下させる作用のあるインスリンと膵α細胞からのグルカゴン，副腎皮質ホルモン，カテコラミンなどの血糖値を上げる拮抗ホルモンにより，血糖値は常にある一定の範囲内で維持されるように調節されています．空腹時や絶食時には，腸管からのブドウ糖吸収はなく，インスリンによる肝臓からのブドウ

糖放出抑制の調節により空腹時血糖値が調節されます．食事摂取後には，主に小腸から炭水化物の消化分解によりグルコースが吸収され，一部はインスリンにより肝臓に取り込まれたのち，血中を循環し，インスリンにより主に骨格筋や脂肪組織でエネルギー源として取り込まれます．健康状態では，この調節機構により空腹時血糖値は 70〜110 mg/dL，食後はおよそ 180 mg/dL を超えないように調節されています．

境界型や糖尿病では，インスリン作用の低下（インスリン抵抗性）やインスリン分泌の低下により，食後血糖や空腹時血糖が上昇しますが，その程度は，食事摂取内容，身体活動量によって，日々大きく変動します．糖尿病治療では，治療効果の評価や長期的な血糖管理のために，平均的な血糖値の指標が必要となります．

2. HbA1c とは？

HbA1c は，赤血球の酸素運搬タンパク質であるヘモグロビンの分子に血中のグルコースが結合した糖化ヘモグロビンのパーセントを示しています．赤血球の平均的な寿命期間（120 日）より，採血時の 1〜2ヵ月前の血糖値を反映する平均的な指標とされています．採血時のグルコース濃度を示す血糖値は，その採血時直近の食事状況や身体活動量，インスリンなどの薬剤の影響を大きく受けますが，HbA1c は過去 1〜2ヵ月の平均的な血糖状態を示していますので，採血時の直近の影響はありません．1 型糖尿病や2 型糖尿病の長期間の大規模臨床試験により HbA1c 7％未満に維持することが，糖尿病合併症リスクを軽減することが示されており，現在の糖尿病治療の目標値になっています．

3. 血糖値および HbA1c で注意すべき点

平均血糖値と HbA1c は，多くの場合並行して変化しますが，注意すべき点があります．劇症 1 型糖尿病の発症時やステロイド投与時などの急激な薬物治療時など，急激に血糖値が悪化している場合は，血糖値は非常に高い値を示しているにもかかわらず，HbA1c 値は高くなく遅れて上昇してきます．

また，貧血やその治療，出血と輸血，脾機能亢進症などを合併している場合，HbA1c は赤血球寿命の影響を大きく受けるので，血糖値に比較して低く偽低値を示します．そのような場合，貧血の影響を受けない糖化アルブミンであるグリコアルブミン（GA）が臨床的な指標として使用されています．

(繪本正憲)

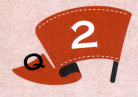

I 糖尿病診療・療養支援全般のトラブル

Q2 インスリンを自己注射している患者さんが,「血糖値を測るのは痛いし,お金もかかるのでいやだ」と測ってくれません.どう対応したらいいですか?

ANSWER

- 血糖自己測定(SMBG)は血糖値の管理に有用であることを説明し,その重要性を理解してもらい血糖値を測定していくように説明します.

- 痛みに対しては,できるだけ痛みの少ない穿刺具を薦めます.または間歇スキャン式持続血糖モニター(isCGM)の使用など,穿刺のストレスを減らす提案をします.

- 1日1回程度の血糖値測定でも,アットランダムな時間の測定を行うことや1週間に1回の頻回測定を行うことで,少ない回数の血糖値測定で1日の血糖プロファイルを反映させる工夫をします.

- 血糖値の測定を行わずに低血糖を避け,血糖値,HbA1cを低下させる方法を患者さんと一緒に考えサポートします.

解説

・血糖自己測定(SMBG)の意義

　糖尿病患者が,血糖値を測定することは血糖管理に重要です.過去の報告では1日の血糖値測定回数が増えるほどHbA1cは低下し,1日SMBG回数が10回程度になるとHbA1cは6%近くまで低下すると報告されています[1].また,近年はSMBGだけでなくさまざまな血糖モニタリング機器(持続血糖モニター[CGM],間歇スキャン式CGM[intermittently scanned CGM:isCGM])の活用も進んでいます.欧米で多数の患者さんのisCGMのデータをクラウドで集計し,スキャン回数とHbA1cの関係を解析したReal-World解析データの結果から,スキャン回数が増えるほどHbA1cが低下したという報告もあります[2].「血糖値を測定することが糖尿病管理に有用である」ということは明らかな事実なので,このことを患者さんに説明し,理解を得ることで,血糖値測定を行ってもらうようにサポートしていくことがスタンダードな対応といえます.

・「血糖値の測定が痛い」という患者さんに対して

　この患者さんはSMBGを行いたくないという理由に「痛み」を挙げています.SMBG

I．糖尿病診療・療養支援全般のトラブル

を行うためには必ず指を穿刺し，1滴の血液を採取する必要があります．痛みを軽減する方法としては，①血糖測定器を痛みが少ないものを利用する，②血糖測定に必要な血液量を減らす，などが挙げられます．①ディスポーザブル穿刺具は針の深さを調整できません（浅いもの，深いものと数種類選択できる機種はあります）．その都度針を装着する穿刺具は，基本的には針の深度調整が可能であり，針もより細いものを使用している機種もあります．②血糖測定器についても，必要血液量が0.5〜0.6 μL程度のものが多いですが，最少量では0.3 μLの機種があります．病院の採用機種の問題はありますが，痛みの少ない穿刺具，血液量の少ない測定器を提案するのも患者さんの負担の軽減になります．

穿刺せずに血糖値を測定する方法を提案してみるのもよいでしょう．2024年現在使用できるCGM機種は3機種ありますが，いずれも実測血糖値による較正が不要になりました．一度センサを留置すると，7日間，10日間，14日間の継続利用が可能ですので，センサの利用を勧めてみるのも選択肢の1つです．

● 血糖値の測定はお金がかかる

経済的な問題でSMBGを嫌がる患者さんも存在します．1型糖尿病の場合，1ヵ月のSMBGは最大120回/月が認められ，1,490点（14,900円）の診療報酬の加算となっています．3割負担としても約5,000円の自己負担になりその負担は小さくありません．経済的負担を減らすには，測定回数を減らすしかありません．30回/月で465点（4,650円），60回/月で830点（8,300円）になり患者さんの費用負担を軽減することができます．

筆者は同じSMBGでも，測定するタイミングに変化をつける工夫をすることを提案しています．1日に1回の血糖値測定でも毎日朝の血糖値だけでは1日の血糖値の流れを把握することはできません．1週間に1回だけ1日5〜7回の測定をしてもらうことや，同じ1日1回の血糖値測定でもアットランダムなタイミングで測定して記入するように指導することもあります（図 1）．これらの工夫で1日1回，月30枚の処方でも（別日の測定ではありますが）なんとなく1日の血糖値の流れを把握することは可能です．

● 最終手段…何をどう説明してもSMBGをしてくれない場合

筆者は過去に，1型糖尿病で全く血糖値の測定をしない患者さんを担当したことがありました．初診時のHbA1cは11.4%でした．嫌なものは嫌なので…しかも初診で本人の性格もわからない．ということで，「血糖値を1回も測定しないで，どこまでHbA1cを下げられるかやってみましょう！」と話をして治療を開始したことがあります．HbA1cが10%以上ある患者さんは血糖値の測定，インスリン量の調整とは別に問題が隠されていることがほとんどです．インスリンを打ち忘れる，食後にいつも打っている，間食時に全く打たないetc…．

この患者さんの場合，外来時の聞き取りから基礎インスリンは毎日打っていますが，超

●朝1回測定

日付	朝食前	朝食後	昼食前	昼食後	夕食前	夕食後	眠前
1	119						
2	131						
3	299						
4	99						
5	158						
6	138						
7	114						
8	135						
9	191						
10	217						
11	218						
12	167						
13	135						
14	138						

●週1回7検

日付	朝食前	朝食後	昼食前	昼食後	夕食前	夕食後	眠前
1							
2							
3							
4	119	131	299	99	158	138	114
5							
6							
7							
8							
9							
10							
11	135	191	217	218	167	135	138
12							
13							
14							

●1日1回ランダム

日付	朝食前	朝食後	昼食前	昼食後	夕食前	夕食後	眠前
1	119						
2		131					
3			299				
4				99			
5					158		
6						138	
7							114
8	135						
9				191			
10						217	
11		218					
12					167		
13			135				
14							138

図1　少ないSMBG回数で血糖トレンドを把握する工夫例

I．糖尿病診療・療養支援全般のトラブル

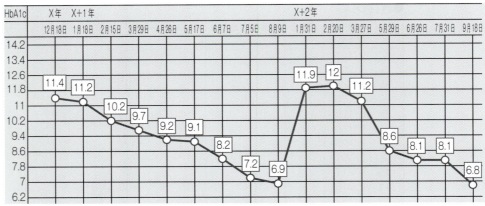

図2　SMBGを行うことなくHbA1cの改善を認めた1例

　速効型インスリンは100％食後に打っており，それも抜けることがあると話をしてくれました．そのあたりを改善していきましょうと話をし，超速効型インスリンを必ず打つこと，どうせ注射するならもったいないから食前に打ちましょうと説明して経過をフォローしました．すると初診時から8〜9ヵ月でHbA1cが7％を切ることができました（その間は1回も血糖値を測定することなく！？）（図2）．

　このような経験をすることがありますので，我々医療者も血糖値を測定しなくても何か患者さんの血糖値が改善できるような方法を模索し，患者さんと一緒に考えていくスタンスとサポートが必要ではないかと考えます．

（広瀬正和）

文献

1) Miller, KM et al：Evidence of a strong association between frequency of self-monitoring of blood glucose and hemoglobin A1c levels in T1D exchange clinic registry participants. Diabetes Care 36：2009-2014, 2013
2) Dunn, TC et al：Real-world flash glucose monitoring patterns and associations between self-monitoring frequency and glycaemic measures：a European analysis of over 60 million glucose tests. Diabetes Res Clin Pract 137：37-46, 2018

I 糖尿病診療・療養支援全般のトラブル

Q3 FreeStyleリブレやCGMの血糖モニター，インスリンポンプはどんな患者さんに保険適用がありますか？ 代金はいくらくらいかかりますか？

ANSWER

- FreeStyleリブレやDexcom G7といった持続血糖モニター（CGM）は，インスリンを1日に1回以上注射していれば使用が可能で，血糖自己測定器と大きく変わらない費用で使用できます．

- インスリンポンプはインスリン注射をしている場合に使用可能ですが，多くは1型糖尿病やインスリン分泌が低下している場合に使われています．

- インスリンポンプを使用すると3割負担で約9,000円の費用がかかり，リアルタイムCGM機能付きインスリンポンプ（sensor-augmented pump：SAP）療法にすると最大で約21,000円の費用がかかります．

解説

● 持続血糖モニター（CGM）の種類とその適用，費用

　CGMは，腹部や上腕などの皮下組織にセンサを装着し，連続的にグルコース値を記録することができる機器であり，検査として用いられるプロフェッショナルCGMと，患者自身が治療に用いるCGMであるリアルタイムCGMおよび間歇スキャン式CGMに大別されます．

1. プロフェッショナル（レトロスペクティブ）CGM

　一定の時間装着した後，振り返ってCGMデータを評価する機器であるプロフェッショナルCGMを，保険適用内で使用するためには「施設基準」を満たす必要があり，「1型糖尿病患者」あるいは「低血糖発作を繰り返す等重篤な有害事象がおきている血糖コントロールが不安定な2型糖尿病患者」に適用があります．「D231-2　皮下連続式グルコース測定」で算定可能であり，700点（技術料）に加え6,340円（材料費）が必要となるため，3割負担で約4,000円の費用がかかります．2024年時点で，アボット社のFreeStyleリブレProのみがプロフェッショナルCGM機器として発売されていますが，2024年12月末で販売終了となりました．FreeStyleリブレ2，メドトロニック社のメドトロニックガーディアン™コネクト，デクスコム社のDexcom G7の3機種が「D231-2」の保険適用がありますが，Dexcom G7のモニターのみがブラインドで測定できる機能を持っています．

Ⅰ．糖尿病診療・療養支援全般のトラブル

2. 間歇スキャン式 CGM（intermittently scanned CGM：isCGM）

　リーダーや専用アプリ入りのスマートフォンをセンサにかざすと，CGM データを確認できる機器である isCGM には，2024 年時点で，FreeStyle リブレ（2024 年 12 月末で販売終了）と FreeStyle リブレ 2 があり，FreeStyle リブレ 2 にはアラート機能が備わっています．FreeStyle リブレ 2 は「C150-7 間歇スキャン式持続血糖測定によるもの」の加算が可能であり，適用は，インスリン製剤の自己注射を 1 日に 1 回以上行っている入院中の患者以外の患者となっています．この加算は 1,250 点であるため，3 割負担で約 4,000 円の費用がかかります．

3. リアルタイム CGM（real-time CGM：rtCGM）

　アプリ（リブレ Link）入りスマートフォンやモニターなどで，血糖推移をリアルタイムに把握することができる機器です．2024 年時点では，Dexcom G7 とメドトロニックガーディアン ™ コネクトがリアルタイム CGM 機器として使用でき，さらに，アプリ使用時にのみ FreeStyle リブレ 2 もリアルタイム CGM として使用できます．FreeStyle リブレ 2，Dexcom G7 は，先述の「C150-7 間歇スキャン式持続血糖測定によるもの」の枠組みのなかで運用することができます．

　また，Dexcom G7 とメドトロニックガーディアン ™ コネクトは「C152-2 持続血糖測定器加算」での算定も可能です．「施設基準」を満たす施設で算定でき，①急性発症 1 型または劇症 1 型の糖尿病患者で，低血糖対策と血糖コントロールの両立が強く求められるが就労や生活環境上の理由で SAP を使用できない者，②2 型の糖尿病患者でも内因性インスリン分泌が欠乏（空腹時血清 C ペプチド 0.5 ng/mL 未満）しており，インスリン治療を行っていても低血糖発作など重篤な有害事象が起きている血糖コントロール不安定な者が適用となっています．「C152-2」の加算では，センサ個数に合わせて点数が変わり，「イ　2 個以下の場合」1,320 点，「ロ　3 個または 4 個の場合」2,640 点，「ハ　5 個以上の場合」3,300 点となり，それぞれ 3 割負担で，約 4,000 円，約 8,000 円，約 10,000 円の費用負担となります．

• インスリンポンプの種類とその適用，費用

　現在，わが国で用いることのできるインスリンポンプには 2 つのタイプがあり，メドトロニック社のインスリンポンプ（ミニメド ™ 780G）はチューブを介してカニューレが皮膚に挿入されるデバイスで，テルモ社のパッチポンプ（メディセーフウィズ）は直接皮膚に貼り付ける機器であり，インスリン注射をしていれば使用できますが，多くは 1 型糖尿病やインスリン分泌低下型の糖尿病に使用されています．メドトロニック社のインスリンポンプは，SAP 療法が可能（施設基準あり）であり，2024 年時点で，基礎インスリンの調整および高血糖時の追加インスリン投与がアルゴリズムによって自動制御されるアドバンスドハイブリッドクローズドループ（advanced hybrid closed loop：AHCL）療法が可

表1 CGM、インスリンポンプの保険適用と保険点数

	CGM				インスリンポンプ	
種類	FreeStyle リブレ Pro	FreeStyle リブレ／FreeStyle リブレ2	Dexcom G7	メドトロニック ガーディアン™ コネクト	ミニメド™ 780G	メディセーフ ウィズ
メーカー	アボット社	アボット社	デクスコム社	メドトロニック社	メドトロニック社	テルモ社
CGMの種類	プロフェッショナル CGM	isCGM/rtCGM（FreeStyle リブレ2は、アプリ使用時は rtCGM として使用可能）	rtCGM	rtCGM	—	—
保険適用	D231-2 皮下連続式グルコース測定. 適用：1型糖尿病患者あるいはインスリン製剤の自己注射を1日に1回以上行っている血糖コントロールが不安定な2型糖尿病患者. 施設基準あり	C150-7 間歇スキャン式持続血糖測定による. 適用は左に同じ	C150-7 間歇スキャン式持続血糖測定によるもの. 適用は左に同じ および C152-2持続血糖測定器加算. 適用：①急性発症1型または劇症1型の糖尿病患者. ②内因性インスリン分泌が欠乏した2型糖尿病患者（本文参照）	C152-2持続血糖測定器加算. 適用：①急性発症1型または劇症1型の糖尿病患者. ②内因性インスリン分泌が欠乏した2型糖尿病患者（本文参照）	C152 間歇注入シリンジポンプ加算. 適用：注射薬の自己注射を行っている入院中の患者以外の患者	C152 間歇注入シリンジポンプ加算. 適用：注射薬の自己注射を行っている入院中の患者以外の患者
費用（保険点数）	D231-2：700点（技術料）に加え6,340円（材料費）	C150-7：1,250点	C150-7：1,250点 C152-2：センサ2個以下1,320点、3個または4個2,640点、5個以上3,300点	C152-2：センサ2個以下1,320点、3個または4個2,640点、5個以上3,300点	C152：プログラム付きシリンジポンプ2,500点 在宅自己注射指導管理料「複雑な場合」に該当し1,230点 SAP療法では、C152間歇注入シリンジポンプ加算が3,230点	C152：プログラム付きシリンジポンプ2,500点 在宅自己注射指導管理料「複雑な場合」に該当し1,230点

Ⅰ．糖尿病診療・療養支援全般のトラブル

能となっています．

　これらのインスリンポンプを使用する際には，「C152 間歇注入シリンジポンプ加算」が算定され，「1　プログラム付きシリンジポンプ 2,500 点」に該当します．また，在宅自己注射指導管理料が「複雑な場合」に該当し 1,230 点になるため，「月に 28 回以上」750 点に対して，480 点増加します．したがって，インスリンポンプを開始すると，3 割負担で約 9,000 円負担が増加します．さらに，SAP 療法を実施する際には，先述の「C152-2 持続血糖測定器加算」が上積みされ，「C152 間歇注入シリンジポンプ加算」が 3,230 点となり 730 点加算されます．したがって，SAP 療法で CGM センサ 5 個処方を受けた際には，3 割負担で約 21,000 円程度の費用の追加が必要となります（表 1）．

（廣田勇士）

I 糖尿病診療・療養支援全般のトラブル

Q4 70歳代男性，HbA1c 6.2%の患者さん．近所のかかりつけ医を紹介します，といっても，「見放すつもりか」といって，受診しようとしません．どう説明すればいいですか？

ANSWER

- 「次回から，遠いところをわざわざ来ていただき，長時間お待ちいただくようなことがないようにします」と，メリットをお伝えします．
- 見放していないことを示すために，次回外来予約を6〜12ヵ月先に入れておきます．
- JADEC（日本糖尿病協会）の「糖尿病連携手帳」を利用します．

解説

厚生労働省より「紹介受診重点医療機関」という区分が公表され，急性期病院は逆紹介率が問われるようになっています（図1）．新しい紹介患者さんを受けるためには，症状が安定した患者さんは逆紹介しなければ，物理的に外来がパンクしてしまいます．1人でも多くの人を地域医療機関へ逆紹介したいのがホンネです．

一方，患者さんの立場からすれば，「今までみてくれていた公立病院が見放すのか！我々の税金で雇っているんだぞ！」と思う人も出てくるわけです．特に，通院歴の長い人や，複数の診療科を受診されている人などでは，「循環器内科にきているのだから，ついでに糖尿病もみてほしい」と，糖尿病外来が「ついでの診療科」扱いになっていることもままあります．

きっと，糖尿病外来をされている急性期病院の先生は，逆紹介の必要性と患者さんとの板挟みで困っておられると推察いたします（かくいう筆者が一番困っています）．

行動経済学では，人には「現状維持バイアス」があるといいます．プロスペクト理論によると，現在の行動を変えるためには，2.5倍のメリットがないと人の行動は変わらないそうです（損失回避性）（図2）[1]．そのため，患者さんが感じるデメリットを上回る，いくつかのメリットを患者さんへお伝えしなければ，逆紹介に納得していただけません．

以下に，筆者が実際に患者さんにお伝えしている逆紹介の説明の仕方の例と，患者さんが感じているデメリットの例を挙げてみます．

● 逆紹介のメリットと説明の仕方（例）

1. 「タクシー代を使ってまで，遠方の病院に通う手間が省けます．タクシー代も節約で

Ⅰ. 糖尿病診療・療養支援全般のトラブル

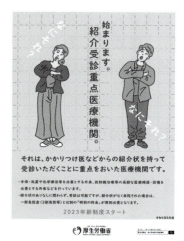

図1　当院でも掲示している厚生労働省のポスター

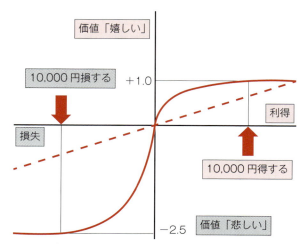

図2　プロスペクト理論による利得と損失における価値の感じ方の違い

（大竹文雄：行動経済学の使い方，岩波新書，2019より作成）

きます」．
2．「病院のなかで，受付，採血，検査室，診察室，会計，薬局と長時間待たされるようなことがなくなります」．
3．「『糖尿病連携手帳』は全国共通で，どこの医療機関でも有効です．病院では，合併症の定期検査を必ずさせていただきます．最低1年に1回は，「いやでも」受診してください」（「一生，見放しはしません」と，1年後の検査予約をとって予約表を渡してあげます）．
4．「紹介先の先生は，当院と地域連携の取り決めをしている先生です．変わったことがあれば，すぐに先生におっしゃってください．紹介状を書いてもらってすぐに来てください」．

• 患者さんが感じる逆紹介のデメリット（例）

1．今までみてもらっていたので代わりたくない．見放されたくない．
2．近くの診療所/クリニックには行ったことがない．いい先生がいるかどうか分からない．
3．毎月，診療所/クリニックに行くのはめんどくさい．3ヵ月分まとめて薬が欲しい．
4．診療所だと，採血結果がすぐにわからない．事前に採血にだけ行かないといけない．面倒だ．
5．他の診療科でも今の病院にかかっている．ついでにみてほしい．

筆者の患者さんは，多くの人が外来での待ち時間が1時間以上になると，逆紹介を受け

ていただいています（「いや，何時間でも待ってでもここの病院に来ます」という人は，熱心にみえて自己管理がうまくいかないかもしれません）．ただし，病院によっては，6ヵ月以上受診のない人は終診扱いになり，以後は新患として紹介状を要求されるかもしれません．病院での取り決めの確認が必要です．

（細井雅之）

文献
1）大竹文雄：行動経済学の使い方，岩波新書，2019

I 糖尿病診療・療養支援全般のトラブル

Q5 40歳代男性の患者さん．週刊誌の記事を持ってきては，「薬を減らしてほしい」「この特定保健用食品やサプリメントはいい」といってこられます．どう説明すればいいですか？

ANSWER

- この患者さんにとって何が原因でそのような考えに至ったのかを聞いてみます．
- 現行の治療法や治療薬に対して，不安や不満があることを暗に訴えておられるものと考えます．
- 副作用のこと，薬に対する印象，経済的要因，薬を必要とする自己のイメージの低下などさまざまな要因があるでしょう．
- この患者さんが自身の健康に対して高い関心を示しているが故の行動と捉え，本人の思いを尊重します．
- 本人の価値観や嗜好，人生の目標を共有し，よく話し合うことにより，医療者との絆を深めるよい機会でもあります．

解説

　近年，多種多様な健康食品が発売されており，ドラッグストアやコンビニエンスストアなどで手軽に入手できることから，約1兆円の市場規模に拡大しつつあります．一方で，2024年3月に報道があった紅麹関連製品が原因とされる健康被害の問題が記憶に新しく，医療従事者には今まで以上に健康食品・サプリメントに関する知識と情報の集積が求められます．

　特定保健用食品は，からだの生理学的機能などに影響を与える関与成分を含む食品で，「糖の吸収をおだやかにするので，食後の血糖値が気になる方に適しています」などの表示ができるものをいいます（図1）[1]．特定保健用食品として販売するためには，製品ごとに食品の有効性や安全性について審査を受け，表示について国の許可等を受ける必要があります．一方，機能性表示食品とは，事業者の責任において，科学的根拠に基づいた機能性を表示した食品です．販売前に安全性および機能性の根拠に関する情報などが消費者庁長官へ届け出られたものです．ただし，特定保健用食品とは異なり，消費者庁長官の個別の許可を受けたものではありません．

　特定保健用食品について考えるときに注意するべきことは，①そもそも疾患のある人を対象にしていないこと，②特定機能や安全性に関する科学的根拠とは，必ずしも当該製品を用いたデータではなく，有効成分を用いた動物実験の場合もあること，③科学的根拠となる臨床試験は健常者を対象として小規模の臨床研究1本のみでもありうること，④疾患

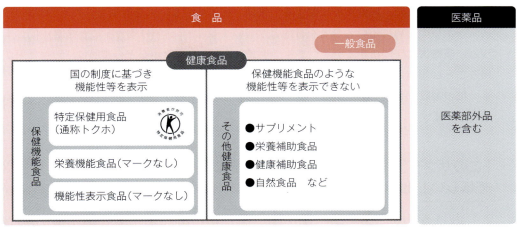

図1 健康食品の分類

(消費者庁：健康食品 Q&A，2024 [https://www.caa.go.jp/policies/policy/consumer_safety/food_safety/assets/consumer_safety_cms203_241225_01.pdf 2025年2月閲覧] より)

のある人が特定保健用食品を摂取した場合の安全性についてのデータは存在しないことが多く，「治療を受けておられる方は，事前に医師などの専門家にご相談の上，お召し上がり下さい」のような表示を行うことにより製品としての安全性を担保していること，⑤機能性表示食品に至っては，事業者の届出制であり，消費者庁の認可も不要な制度であること，などです[2]．私たち医療従事者が医薬品に求める有効性・安全性の概念とは全く異なることに留意が必要です．

　一方で，健康関連商品に興味を示す人は，健康意識が高く，自分なりの方法で情報収集をしている人なので，もっと評価されるべきです[3]．しかしその背景には，現行の糖尿病治療に満足していない気持ちがあるのかもしれません．薬剤の副作用，医療費の問題，服薬の回数やタイミングと日常生活のミスマッチ，薬に対する不安感や，薬を長期に使用しなければならない自分自身に対しての否定的なイメージ，自分自身のみならず家族や友人の持つ薬への嫌悪感なども考慮されます．さらには医療従事者の提案する糖尿病ケア計画が実行不可能なものであったり，魅力がないと感じているために，より興味をひきやすい健康関連商品に手を出していることもあるでしょう．

　糖尿病のある人が健康関連商品に関心を示している場合，「そんなの効果ありませんよ」と頭ごなしに否定するのではなく，医療従事者側の提案が本当に相手のニーズにマッチしているかを今一度振り返り，糖尿病のある人がどんなことに困っているのかを話し合うよい機会にしてください．

●「このサプリメント（トクホ）って効くんですか？」と聞かれた場合

　糖尿病のある人がこの食品を摂取しても健康を害しないという安全性に関するデータは

ありません．また，保健機能に関する効果は，糖尿病のない人を対象としたものであり，病気の治療のために用いることを目的としていません．「病気に効く」ことを謳ってしまうと，薬機法違反になります．つまり，サプリメントやトクホなどの食品は，治療効果が出ることは想定されていません．実際，サプリメントでは「朝からすっきり」，トクホでも「糖の吸収をおだやかにする」など，効能が明確にならないよう，巧妙な表現にとどめられています．

・「このサプリメント（トクホ）を使用するので，糖尿病の薬を減らしてほしい」といわれた場合

　上記のように，サプリメント（トクホ）が治療を目的としていないため効能と安全性が保証できないことに加え，薬を減らしたいと考えるに至った要因について話し合います．場合によっては，本人の希望通りに糖尿病治療薬を減量することを検討してもよいでしょう．その成果について，後日話し合うことを患者さんと約束しておくと，薬剤の減量をきっかけに，間食を減らしたり身体活動量を増やしたりなど，本人の健康意識が大きく変化することもあるかもしれません．仮に本人の思うような成果が得られず，薬剤を元に戻すことになっても，医療従事者に対して「話ができる人だ」「こちらの気持ちを考えてくれる人だ」と思ってもらえたら，信頼関係の構築にかえって役立つかもしれません．

（田中永昭）

文献

1) 消費者庁：健康食品 Q & A，2024（https://www.caa.go.jp/policies/policy/consumer_safety/food_safety/assets/consumer_safety_cms203_241225_01.pdf　2025 年 2 月閲覧）
2) 田中永昭：「糖尿病に効くサプリメント」はホントに効果があるの？「あなた糖尿病ですよ」と告げられたら　糖尿病の？（ハテナ）がわかる！イラスト BOOK，細井雅之 編・著，メディカ出版，80-81，2021
3) 消費者庁：特定保健用食品の概要，2024（https://www.caa.go.jp/policies/policy/food_labeling/foods_for_specified_health_uses/assets/food_labeling_cms206_221110_03.pdf　2025 年 2 月閲覧）

I 糖尿病診療・療養支援全般のトラブル

Q6
罹病15年の40歳代女性の患者さん．「外来の先生と相性が悪い，主治医を変えてほしい」といっていると受付からいわれました．どのように対応したらいいですか？

ANSWER

- その患者さんはどんな人なのか，どんなことに対して不満を抱いているのか，情報を集めます．
- 責任者としてその患者さんとお会いして，抱えておられる不満に対して謝罪をしたうえで具体的な問題点を把握します．
- 患者さんの思いを主治医に伝えて，事実を確認します．そして主治医の意見を求めます．誤解があるようならもう一度きちんと説明する機会を持ちます．
- 必要なら主治医の交代や他の医師の意見を求める（セカンドオピニオン）などの解決策を模索していきます．
- 患者さんからの苦情を真摯に受け止め，今後の自身の診療の向上に活かすように努めます．

解 説

「主治医を変えてほしい」という発言は相当なショックです．自分や部下に対する痛烈な批判で，もしそれが自分に対してならその衝撃はより重いです．部下だった場合でもこちらの指導が悪かったせいなのかとても気になります．

● 患者さんのことを知る

その患者さんはどんな人なのか，主治医は誰なのか，どんなことに不満を抱いているのか，カルテを開いて情報を探ってみます．

今まで治療をされてこられたのにいったい急にどうしたことなのでしょう．最近主治医が変わったのか，何かトラブルがあったのでしょうか．カルテを開いてみますが，たいしたことは書いてないようです．いったい何があったのか，何を怒っているのでしょうか．

医師と患者の相性が悪いと感じることは程度にもよりますが，それほど珍しいことではないともいいます．でもほとんどの人が我慢しているのでしょう．そのなかで主治医を変えてほしいというのはよほどのことがあったのかもしれません．あるいは何度も不愉快な思いをされたことが積み重なったためかもしれません．

診察のときの様子を看護師や，事務クラークなどに聞いてみると，なんとなく様子がわ

かるときもあります．いつもよりも大きな声でやり取りしていたとか．不機嫌そうに診察室から出てきたとか．受付で文句をいっていたとかなどの情報が得られる場合があります．

● 患者さんになるべく早くお会いする

　事前の情報を調べてからなるべく早く患者さんにお会いします．まず自分が誰でどのような立場にいるのか自己紹介して，自分の責任の下で対応したいと説明します．もし患者さんが怒りを向けてきても感情的にならずに冷静に対応しましょう．しばらくすると落ち着いて話ができるようになると思います．

　苦情についての具体的な内容を聞いてみます．診察のときの態度なのか，言葉の問題なのか，診療内容なのか尋ねてみましょう．不快に思われた出来事を，勝手な解釈を加えずに患者さんの言葉で記録します．聞いてみたらちょっとしたボタンのかけ違いかもしれないし，単なる誤解の場合もあるでしょう．そのような場合には医学的根拠をわかりやすく丁寧に説明するだけで納得される場合もあるでしょう．

● 謝罪と共感を示す

　患者さんの抱いた不満に対してまずは言い訳をせずきちんと受け止めて対応します．詳しい内容も分からずに謝罪したり，弁解したりするのではなく，患者さんのいう言葉を受けて「○○ということにご不快な思いをされたのですね．申し訳ありませんでした」と共感を示してきちんと謝罪の態度を示します．上司がきちんと謝罪の態度を示すだけで解決する場合もあるかもしれません．

● 主治医の意見を確認する

　次に患者さんの苦情について，主治医に伝えてその考えを聞いてみていいかどうか確認します．人によってはそうしてくれと要求される場合があります．これはかなり怒っている場合です．「いや主治医には聞かないでいいから何とか医者を変えてほしいだけなのです」という場合は多少の遠慮が入っていると思われます．実際にはこの場合の方が多いかもしれません．

　しかし，このような申し出があったことを主治医にはできるだけ率直に伝えた方がいいと思います．伝えないと主治医には何のことかわからないままに事態が進んでしまいます．あとで伝えようと思っても時間が経過すると，ことの顛末を忘れてしまっているので，どんなことに不満を抱いたのかさっぱりわからなくなってしまうかもしれません．結局このことがどこにもフィードバックされることはなく，互いに嫌な感情だけしか残らなくなります．これでは今後の診療に活かすことはできないでしょう．

解決策を模索する

　患者さんの不満をたずね，その希望をうかがって解決の方法を相談します．例えば別の医師を紹介する．場合によっては別の医療機関でセカンドオピニオンを受けてみるなども選択肢の1つかもしれません．しかし，がんの診療と違い，糖尿病の分野でセカンドオピニオンをやっている施設は限られるかもしれません．セカンドオピニオンを求める場合はその施設がどこなのか，特別な様式はあるのかなどを調べます．

　ただ多くの場合は，上司などもっと上の医師に主治医を変わってほしいという希望が多いのかもしれません．それはそれで仕方がないのですが，いつもそれを受けているとだんだんこちらの診療に負担がかかってくることもあり実際には結構大変です．

今後の診療に活かす

　患者さんが不快に思われた事態をきちんと受け止めて，今後の対応に活かすようにしましょう．批判は個人の問題ではなく組織全体に向けられていると考えて自分たちの診療に活かすように努めましょう．

　このような事例に対する正確な調査はないので，あくまで私見を述べてきましたが，調べてみたらこんな調査結果がありました．2023年に行われたm3.com意識調査で[1]医師会員804人に，患者やその家族から「担当を変えてほしい」と要望されたことがあるかを尋ねたところ，44.2%（355人）が「はい」と回答しています．そういった要望を受けて実際に担当を変更したことがあるかを聞いた結果，82.3%（292人）が「ある」と答えています．具体的には「治療方針に納得がいかない」「男性の医師がいい」「若すぎるので信用できない，部長に診てもらいたい」など，その理由は「相性が悪い」ということとはちょっと違う内容のようです．ただこれは正式な統計に基づく世論調査ではありませんので，多少バイアスがかかっているかもしれませんが，その比率の高さに驚かされます．自分たちのところではこのようなことはないと信じて丁寧な説明のもとで紳士的な診療を心掛けたいものです．

（八幡和明）

文献

1）m3.com 臨床ニュース：4割超が「担当をかえて欲しい」と要望された経験あり（https://www.m3.com/clinical/open/news/1139471　2025年2月閲覧）

I 糖尿病診療・療養支援全般のトラブル

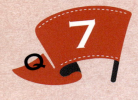

Q7 40歳代男性の患者さん．療養行動について「今日から○○するようにする」といってくるけれど，一度もしてきたことがありません．信頼関係ができていないのでしょうか？どのように関わると取り組んできてくれるのでしょうか？

ANSWER

- 医療者は，患者さんの意思決定の特性をよく理解して，情報提供の仕方を工夫することが重要です．「まだ40歳代．60歳代になってから…」と療養行動を先延ばしにする人には，40歳代という若年としては，検査数値が低評価であることを説明する必要があります．

- 現状の問題（例えば"食後の血糖値が高い"）を引き起こしている原因がたくさんあっても，すべての原因に対し手を打つのではなく，医療者は検査数値との関連を含めて，何にどう取り組んでいくと効果が上がるのかを見極め，その優先順位を患者さんに示します．

- 行動目標（療養行動）は，患者さんが「実践する自分がイメージできるような具体的な内容記載をめざし，かつモニタリング可能な評価スタイル」に落とし込みます．

解説

● 患者さんの意思決定には特性がある

　医療や健康についての意思決定は，「将来の健康がもたらす利益」と「現在の療養行動を継続する負担」を比較検討する異時点間の問題といわれています．つまり，節酒や間食量を調整するなどの療養行動を日々続けることで得る利益（血糖管理や重症化が阻止できる）は，その行動中ではなく将来に生じるものであり，日々に発生するのは飲酒や間食を我慢する負担感であるということです．この異なる時点で起こる利益と負担感を比較した際に，「利益＜負担」と評価した人は，積極的な医療・健康行動はとらないと予測できます．
　しかしながら本事例の人は，療養行動をしないのに「今日からは～」という言葉を繰り返しています．このことから療養行動に無関心というわけではなく，療養行動による「負担」を一時的に「利益」と同じ将来の時点に置く，いわゆる「先延ばし」にしているだけで，健康状態を重視した選択ができない人ではないとも解釈できます．面白いことに先延ばし傾向の強い人ほど，喫煙したり，BMIが高く肥満傾向にあることが報告されています[1]．またこれらの傾向は，先延ばし傾向を持つことを自分では気づいていない人たちの間で，強く観察されています．さらに本例では40歳代という年齢が，先延ばしに拍車を

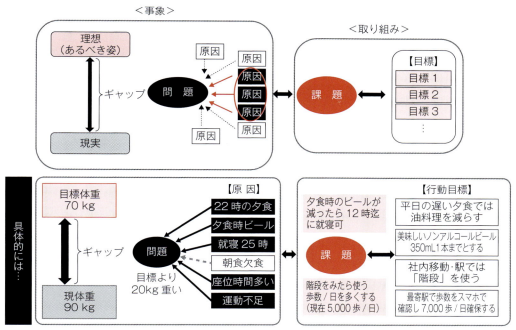

図1 行動目標を絞り込むために問題と課題を整理する

かけているのかもしれません．「まだ40歳代，60歳代になってから…」と考えているなら，検査数値の評価は40歳代という若年としては，低評価であることをしっかりと説明する必要があります．さまざまな医療経済学分野で先延ばし傾向の強い人ほど，積極的な医療・健康行動をとりにくいという結果が観察されています．患者さんの意思決定の特性を理解して，情報提供の仕方を工夫しましょう．それゆえ「信頼関係ができていないのでしょうか」と悩まなくてもよいと考えます．

- **療養行動（目標）を設定する際の留意点**

1. 問題要因に優先順位をつけ，課題を絞り込んで行動目標を引き出す

例えば，適正体重70 kgの患者さんの現体重が90 kgの場合，"問題"は「20 kgの体重オーバー」です．アセスメントしていくと，その"問題"を引き起こしている原因がたくさん見つかります（図1．例：22時の夕食，遅い夕食時のビール，25時の就寝，朝食欠食，座位時間が長い，運動不足）．しかし，「すべての原因に対し，あらゆる手を打つ」必要はありません．情報や選択肢が多すぎると，脳は多くの場合疲れて諦めてしまうことが報告されています．人は選択肢が多すぎると何も選ばなくなるという選択肢過多効果[2]です．それゆえ医療者は検査数値との関連を含め，どう取り組んでいくと効果が上がるのかを見極め，取り組むべき原因の優先順位を患者さんに示す必要があります．同様に"課題"も，問題を引き起こしている原因の個々に設定するのではなく，重要な原因に対して設定

Ⅰ．糖尿病診療・療養支援全般のトラブル

表 1　成果につながる療養行動の設定例

ありがちな行動目標→具体的かつ毎日，評価が可能な内容へ

野菜を増やす	間食を減らす	酒を減らす / 休肝日	歩くようにする	活動量を増やす
朝食に 1 皿分 70g の野菜を摂る	150kcal/ 日以内で夕食以降は食べない	毎週月・木曜を休肝日にする	週 3 回（月・水・木）最寄駅→家まで歩く	オフィスの 5 階までは階段を使う
夕食に 2 皿分 140g 野菜を必ず摂る	飲みものはノンシュガーにする	自宅では, 缶ビール 1 日 1 本 350mL まで	平日 8,000 歩 / 日 休日 10,000 歩 / 日	土曜日午前中にジムに行く

します（図 1）．

2. 成果につながる療養行動の落としどころ（表 1）

　「食事や間食に気を付ける」「野菜を増やす」「酒を減らす」「運動量を増やす」などの療養行動は漠然とし過ぎた目標です．「食事や間食に気を付ける」だけでは，全体量，内容，揚げ物の回数，食事時間のどの項目の何に気をつけるのか不明です．同様に「酒を減らす」でも，減らすものが 1 回量なのか，アルコールの種類，飲酒日の頻度なのかがわかりません．行動目標に具体的な設定や評価基準となる数値がない場合，日々の評価が曖昧となり，実践者自身がその成果に自信が持てなくなります．情報が行動に変わる過程は複雑で，多くの段階（注目→理解→納得→意図→記憶→実行→維持）を経て構成されますが，どのステップが欠けても持続的な行動変容，つまり真の「意識づけ」に至りません[3]．

　療養行動の設定には下記の視点を組み入れて，患者さんと相談しながら進めてみましょう．

- 実現不可能な目標は避け，手を伸ばせば届く設定にすることで，日々の達成率を高めます．
- 患者さんが「自分ごと」として捉えられるように，「実践する自分がイメージできるような具体的な記載をめざします．
- 行動目標は毎日のモニタリングによりその継続性を評価する必要があるため，評価可能なスタイル（○△×または 100％，50％など）に落とし込みます．

例：

【嗜好品】①2 回 / 週の休肝日を設ける→月曜・木曜を休肝日にする

　　　　　②間食を減らす→成分表示をみて 150 kcal/ 日までにする

【身体活動・運動】①週末に運動する→土曜午前中にジムのプログラムに参加する

　　　　　　　　　②階段を使う→オフィスの 5 階までは階段を使う

● 先延ばしする人の行動が変わるには…

　その対策として行動経済学では現在あるいは将来の利益をより大きくしたり，現在の負担をより小さくしたりすることが効果的と捉えています[4]．現在の利益を新しく追加するという方法の 1 つに，他人に関する情報の提供があります．人は他人の行動を参照点とし，

その行動と同じように振舞わないと大きな損失を感じることが指摘されており，多くの人がこの社会規範に従うことを好むとされています．例えば「忙しい人ほど，倒れるわけにいかないので，絞り込まれた療養行動を実践している」と伝えたときに，その行動を選択すれば「みんなと同じ行動を取っている」という安心感を患者さんは感じるので，新しい行動への抵抗感が薄れるのです．

（佐野喜子）

文献

1) Kang, MI et al：Time discounting, present biases, and health-related behaviors：evidence from Japan. Econ Hum Biol 21：122-136, 2016
2) Iyengar, SS et al：When choice is demotivating：Can one desire too much of a good thing? J Pers Soc Psychol 79：995-1006, 2000
3) 大橋 健：効果的な情報提供と加入者への意識づけのヒント．事例に学ぶ効果的なデータヘルスの実践，厚生労働省保険局健康保険組合連合会，6-8，2017（https://www.mhlw.go.jp/file/04-Houdouhappyou-12401000-Hokenkyoku-Soumuka/0000170829.pdf　2025年2月閲覧）
4) 佐々木周作ほか：医療現場の行動経済学：意思決定のバイアスとナッジ．行動経済学 11：110-120，2018

I 糖尿病診療・療養支援全般のトラブル

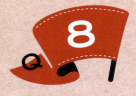

Q8 患者さんから「就職のときとか，糖尿病っていうと受かりにくいって聞きました．なので会社には黙っておこうと思います」といわれました．どういってあげればいいでしょうか？

ANSWER

- 糖尿病があるというだけで就職や仕事に不利になるのではないかというスティグマを付与され，負担感を抱いている状態であることを医療者は理解します．
- 「糖尿病があると就職や仕事に不利になると思われているのですね．よく話してくださいました．もしよろしければ，詳しくお話しを聴かせて頂けませんか」と，糖尿病のある人の思いを傾聴します．
- 医療者は糖尿病のある人にスティグマを付与しないよう気を付けます．

▶ 解 説

● 負担感の正体

　この患者さんの語りから，この人は「糖尿病があると雇い主には魅力的にみえなくなると感じる」「仕事での差別を恐れる」「糖尿病であることを他者に隠したいと思う」などの負担感を抱いている[1]と考えられます．

　すなわち，この患者さんは，糖尿病があるというだけで就職が不利になるのではないかというスティグマを感じており，糖尿病のことを上司・同僚にいわない，隠すという行動は糖尿病スティグマを付与されている状態にある[2]と考えます（図1）．

　糖尿病スティグマとは，糖尿病があるというだけで「糖尿病になったのは本人の自己管理ができていないせいだ」「食べ過ぎで節制ができないせいだ」などとレッテルが貼られ，本人の性格や能力が不当におとしめられることです[2]．

● 糖尿病のある人の就職・就労について

　実際，1型糖尿病のある人では30％前後が糖尿病を理由に不採用にされているという報告があります[3]．

　就職活動は，単なる仕事選びではなく，自分の描く夢，「なりたい自分」「送りたい人生」を描き，現実のものにするために，最初の一歩をつかみとる活動です[4]．そんな夢を描き，これからの人生に向き合うとき，糖尿病があるというだけでスティグマを付与される状態で，どうやって前向きに就職活動に取り組めるでしょうか．また，上司や周囲の正しい理

社会的スティグマ	乖離的スティグマ	自己スティグマ
一般社会から受ける スティグマ	医療従事者から受ける スティグマ	自分自身に与える スティグマ
例：就職できなかった，糖尿病のことを上司・同僚，ときに家族にもいわない	例：間食をとがめられた，インスリンを拒否すると叱責された	例：病名や診療科の名称が心理的負担，宴会や会合に行くのをやめる

図1　糖尿病スティグマの発生源による分類

（田中永昭：スティグマとアドボカシーを考慮した糖尿病療養指導．医学のあゆみ 273：176-180，2020 より改変）

解が得られないなか，どうやって高いパフォーマンスを発揮することができるでしょうか．

糖尿病のある人の職業選択

　糖尿病があるために職業が制限されることはありません．ただし，低血糖や起立性低血圧の問題から，人命を預かる職業運転手（飛行機，タクシー，バス，鉄道の運転手）は制限・条件がつけられています．また，高所作業者（電気工事関係者，とび職，大工，左官など），水中での仕事（潜水士など）も十分な配慮が必要とされています[5]．

　2016 年の第 52 回欧州糖尿病学会（EASD）でインスリン療法を行っている 1 型糖尿病のある人が資格取得のための条件をクリアし，英国ではじめて航空機のパイロットとして採用され，安全に航空機を操縦できることが実証されたことが発表されています[6]．

　日本はまだこのような取り組みはありませんが，今後，世の中が糖尿病のある人に対して正しい理解が得られたら変わってくるかもしれません．

糖尿病があることを職場で話すべきか

　職場に糖尿病であることを知らせるかどうかはプライバシーの問題なので個人の判断に委ねられます．

　ただ，上司や周囲の正しい理解が得られていたら，万が一低血糖で意識障害となっても，助けを求めやすいことは予想されます[5]．最近の医療機器の進歩はめざましく，持続血糖モニター（CGM）やインスリンポンプなどの機器では携帯電話やスマートウォッチなどと連動しており，低血糖アラートなどにより，仕事中の低血糖を防ぐことが可能になってきました．周りの正しい理解が得られれば，職場内で必要に応じて，補食やインスリン追加注射も可能になります．もし 1 型糖尿病のある人でしたら，先輩の 1 型糖尿病のある人からの助言が得られる機会として「全国の患者会」への参加を勧めるのもよい[3] とされて

います.

　しかし，上司や周囲から糖尿病について正しい理解を得られない，伝えたことで昇進に影響があるかもしれないと考えたら，伝えることに躊躇してしまうのも仕方ないと考えます．最終的に，受診することが難しくなることにより治療中断につながる可能性も考えられます.

　糖尿病があってもない人と変わらないパフォーマンスができる環境づくりが重要と考えます.

医療者の支援

　心理的負担感を少しでも減らすには，私たち医療者がスティグマを付与しないこと，そして，糖尿病のある人が抱いている負担感の原因となっている具体的な内容を理解し，それを理解していることを糖尿病のある人に伝えることが必要です．また，このようなストレスの対処行動として，相談できる人や相談できる場所があるということに意味があります．そのため，医療者が常に寄り添い，相談できる存在（安心できる場所）であり続けることが大切です[1]．正直に話しても非難されない安心感や，自分の思いを真摯に受け止め，力になろうとしてくれる人だと認識してもらえるような信頼関係[7]が重要です.

　「人は本来，力を持っている存在」であるはずなのに，医療者からみた健康問題に目を向け，医療者が望ましいと考える行動をとらせようとしたり[8]，医療者は患者さん自身の力をみず，理想的な患者像に押し込めようとしたり，乖離的スティグマ[2]を付与していないでしょうか．医療者が，糖尿病のある人の持つ力の発揮を阻んでしまうことがあってはいけません.

　糖尿病のある人と話し合う場合，注意すべき点があります．それは，医療機関を受診するときは患者でも，医療機関を出れば立派な社会人ですので，1人の人格者として対応します．話し合いをするときは，まずは傾聴します．そのとき，医療者は「禁止」「拒否」「否定」の言葉を使わないようにします．医療者からの提案は「指示」「命令」ではいけません．治療支援の行動内容を選択するのは，糖尿病のある人自身です．ときには，治療支援の行動ができていないこともあるかもしれませんが，そうせざるを得ない理由があることを理解しておくべきです．糖尿病のある人は，糖尿病治療のために生きているわけではなく，治療が人生の目標ではないことを医療者は理解しておく必要があります[2].

　また，医療者が使う言葉は，糖尿病のある人に大きな影響を与える可能性があります．海外では「Language Matters Diabetes」という糖尿病のある人と医療者の間でより前向きなコミュニケーションを実現するために注意するべき言葉について取り組みが行われています[9]．現在，日本ではJADEC（公益社団法人日本糖尿病協会）から「スティグマを生じやすい糖尿病医療用語と代替案」が出されています．これらを参考に，言葉について気を付けることも，負担感の軽減につながると考えます．たとえば，「療養指導」は「治療支援，治療サポート」などへの変更が提案されています[10].

黒江[11]は，自分たち医療者自身が病気とともにある人々にスティグマを付与しているかもしれないということを戒めながら，語りを聴く技をもって，ひとり一人のケアを丁寧に実施していく必要があると述べています．私たち医療者は，糖尿病のある人にスティグマを付与しないよう気を付け，付与しているかもしれないという気持ちを持ち，行動をふりかえる必要があると考えます．

● さいごに

糖尿病があるというだけでスティグマを付与され，心理的負担感を生じている人に私たち医療者は糖尿病スティグマを付与しないことはもちろんのこと，言葉だけではなく，私たちから意識を変えていくこと，スティグマを付与していないか自分事としていつも振り返り，細心の注意を払うことが大切だと考えます．糖尿病があってもない人と変わらない，進みたい人生を歩んでもらえるよう私たち医療者は思いを傾聴し，その人の持つ力を信じることと，糖尿病のある人にとっての治療上のパートナーとして安心してもらえる信頼関係を構築していくことが必要であると考えます．

（田中知美）

文献

1）日本糖尿病教育・看護学会 編：糖尿病看護スタンダード，照林社，99-104，2024
2）田中永昭：スティグマとアドボカシーを考慮した糖尿病療養指導．医学のあゆみ273：176-180，2020
3）日本糖尿病学会ほか 編・著：小児・思春期糖尿病コンセンサス・ガイドライン2024，南江堂，152-153，2024
4）杉村太郎ほか：絶対内定2026，ダイヤモンド社，105，2024
5）日本糖尿病療養指導士認定機構 編・著：糖尿病療養指導ガイドブック2024，メディカルレビュー社，175-176，2024
6）糖尿病ネットワーク：1型糖尿病患者が航空機パイロットに 空でも安全に血糖コントロール（https://dm-net.co.jp/calendar/2016/025946.php　2025年2月閲覧）
7）黒田久美子ほか：看護判断のための気づきとアセスメント セルフケア支援，中央法規，47，2022
8）黒田久美子ほか：看護判断のための気づきとアセスメント セルフケア支援，中央法規，3-4，2022
9）Language Matters Diabetes：（https://www.languagemattersdiabetes.com　2025年2月閲覧）
10）JADEC（日本糖尿病協会）：糖尿病にまつわる"ことば"を見直すプロジェクト（https://www.nittokyo.or.jp/modules/about/index.php?content_id=46　2025年2月閲覧）
11）黒江ゆり子：看護においてスティグマはどう考えられてきたか．糖尿病プラクティス38：175-182，2021

I 糖尿病診療・療養支援全般のトラブル

Q9 患者さんから，糖尿病になったらあちこち病院に行かないといけなくてお金が結構かかると相談されました．医療費を安くする工夫はないでしょうか？

ANSWER

- 糖尿病の早期発見と早期治療，適切・継続的な危険因子の管理を行い，合併症の進展を予防することが大切です．
- 合併症の進展を予防することは，将来的な医療費負担の軽減につながります．
- 食事療法や運動療法など生活習慣を見直し，血糖コントロールができれば，経済的負担も軽減できます．
- 後発医薬品の使用により自己負担額を抑えることができます．

解説

糖尿病の治療目標

　糖尿病の治療の目標は，高血糖に起因する代謝異常を改善することに加え，糖尿病に特徴的な合併症，および糖尿病に起こり得る併発症の発症，憎悪を防ぎ，糖尿病がない人と変わらない生活の質（QOL）と寿命を実現することにあります．
　慢性的な高血糖は網膜症，腎症，神経障害などの細小血管合併症や，脳梗塞，心筋梗塞などの大血管合併症の危険因子です．さらに，悪性腫瘍，感染症，歯周疾患，骨折，認知機能障害，サルコペニア，フレイル，糖尿病性心筋症などさまざまな病態が複合的に重なると一層のQOL低下を招きます．

糖尿病の医療費

　糖尿病では，他の危険因子や合併症の有無により，患者さん個々の医療費は大きく異なります．糖尿病の医療費は，合併症の数が増えるほど高くなる傾向がみられます（**図1**）[1]．
　令和3年度生活習慣関連疾患の動向に関する調査[2]による受診者1人当たりの医療費によると，糖尿病が127,718円（年間）となっています．

個々の医療費の例

　日本の医療保険制度では，通院する医療機関の病床数や保健医療機関の指定状況などに

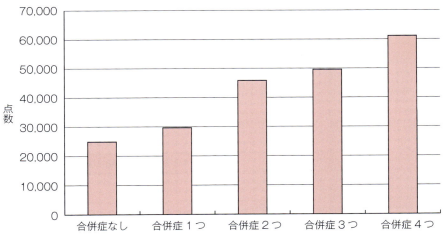

図1 糖尿病合併症数別の平成15年度患者1人当たりの点数
(医療経済研究機構：平成16年度社会保険庁における委託事業　政府管掌健康保険における医療費等に関する調査研究, 2004［www.ihep.jp/publications/report/?y=2005　2025年2月閲覧］より）

より医療費の計算方法が異なります．表1に1回分の治療費の目安を示します．あくまで一医療機関における目安であり，他の施設にそのまま当てはめることはできません．

合併症の進展予防

　糖尿病の合併症の発症，進展予防には，血糖値を目標値に管理すること，糖尿病治療を中断しないことが大切です．さらに，血圧・脂質の管理，禁煙，体重の管理も大切です．
　また，自覚症状がないまま糖尿病が進行することがあるため，定期的な検査による合併症の早期発見は重要です．

- **糖尿病網膜症**：自覚症状が出現しにくいため定期的な精密眼底検査が不可欠です（表2）．
- **糖尿病性腎症**：随時尿にてアルブミン/クレアチニン比の測定を3〜6ヵ月ごとに定期的に行います．これにより尿タンパクの出現前に腎の変化が見出せます．
- **糖尿病性神経障害**：慢性合併症のなかで最も早期の段階に発症し頻度も高いです．両足アキレス腱反射や振動覚検査など感覚・運動機能の検査や，心電図R-R間隔変動係数，schellong試験などで自律神経の検査を行い神経障害の有無や程度をみます．
- **大血管症**：糖尿病は動脈硬化のリスク因子です．超音波検査や下肢-上腕血圧比（ABI），脈波伝播速度（pulse wave velocity：PWV），心臓足首血管指数（cardio ankle vascular index：CAVI）などで進行の程度や危険性を予測します．

Ⅰ．糖尿病診療・療養支援全般のトラブル

表1　当院における医療費の例（2024年9月現在）

例1. 受診のみ（食事と運動療法だけ）で投薬がない場合

内訳		金額（10割）	金額（3割）	金額（1割）
外来診察料	740円	6,600円	1,980円	660円
検査（採血・検尿など）	5,860円			

例2. 受診と経口薬1日1種類（例：シタグリプチン［ジャヌビア®］50mg 1錠30日分）を処方されている場合

内訳		金額（10割）	金額（3割）	金額（1割）
外来診察料	740円	12,405円	3,721円	1,240円
検査（採血・検尿など）	5,860円			
処方箋料	750円			
薬代など（調剤基本料・薬剤料など）	5,055円			

例3. 受診と経口薬1日1種類（例：シタグリプチン［ジャヌビア®］50mg 1錠30日分）＋インスリン療法 1日4回（例：インスリン アスパルト［ノボラピッド®］，インスリン デグルデク［トレシーバ®］）＋血糖自己測定（月60回以上）している場合

内訳		金額（10割）	金額（3割）	金額（1割）
外来診察料	740円	12,405円	3,721円	1,240円
検査（採血・検尿など）	5,860円			
処方箋料	750円			
在宅自己注射管理料	7,500円			
血糖自己測定管理料	8,300円			
薬代など（調剤基本料・薬剤料など）	14,015円			

表2　眼科受診の目安

病期	眼科検査間隔
網膜症なし	1年に1回
単純網膜症	6ヵ月に1回
増殖前網膜症	2ヵ月に1回
増殖網膜症	1ヵ月に1回

● 医療費を安くする工夫

1. 後発医薬品（ジェネリック医薬品）について

　　ジェネリック医薬品は，一般的に開発費用が抑えられることから，先発医薬品に比べて安価なため自己負担額が抑えられます．ただし，人によっては切り替えに慎重を要します．

表3　超速効型インスリン製剤

先行医薬品	バイオシミラー
ヒューマログ®注	インスリン リスプロ BS 注ソロスター®HU「サノフィ」 インスリン リスプロ BS 注カート HU「サノフィ」 インスリン リスプロ BS 注 100 単位 /mL HU「サノフィ」

先行医薬品	バイオシミラー
ノボラピッド®注	インスリン アスパルト BS 注ソロスター®NR「サノフィ」 インスリン アスパルト BS 注カート NR「サノフィ」 インスリン アスパルト BS 注 100 単位 /mL NR「サノフィ」

表4　持効型溶解インスリン製剤

先行医薬品	バイオシミラー
ランタス®注	インスリン グラルギン BS 注カート「リリー」 インスリン グラルギン BS 注ミリオペン®「リリー」 インスリン グラルギン BS 注キット「FFP」

詳しくは主治医にご相談ください.

2. インスリン製剤のバイオシミラー

　バイオシミラー（biosimilar）は，バイオ医薬品の特許が切れた後に，ほかの製薬会社から発売される薬で，特許が切れた薬と同じように使うことができます．まったく同一ではないものの，同等の有効性と安全性を持つ有効成分の薬として製造されています．

　インスリン製剤3剤に対して，バイオシミラーが発売されています（表3，4）.

　インスリンを注入する注射器は，プレフィルド製剤（使い捨て注射器）とカートリッジ製剤（詰め替え式注射器）によっても価格が違います．取り扱いは医療機関によっても異なりますので，主治医に相談してください.

● 医療費控除

　高額療養制度や医療費控除制度などを利用できます.

　高額療養費制度は，同一月にかかった医療費が一定の限度額を超えて高額になった場合，年齢・所得に応じて給付を受けることができる制度です．詳しくは加入している公的医療保険に問い合わせを行います.

　医療費控除制度は，年間に支払った医療費が一定額を超えた場合，税負担が軽減される制度です.

　糖尿病治療にかかる医療費は，治療を継続するためにはとても重要なことです．経済的

なことは相談しにくいこともあるため，普段から話しやすい関係を作っておくことも大切です．

重症化予防のための生活習慣の改善への支援と，さまざまな治療方法など患者さん個々の生活背景に合わせた療養支援が必要となります．

一時的に金銭的負担がかかるように感じても，早期治療は長期的に考えれば合併症の進展を抑えることができ，将来的に医療費の削減につながります．一時的な医療費に惑わされることなく将来を見据え早期に治療を始めることが大切です．糖尿病を持つその人に合わせた支援策を考えるようにしましょう．

（後藤夏絵，森脇恵美子）

文献
1) 医療経済研究機構：平成16年度社会保険庁における委託事業　政府管掌健康保険における医療費等に関する調査研究，2004（www.ihep.jp/publications/report/?y=2005　2025年2月閲覧）
2) 健康保険組合連合会　政策部　調査分析グループ：令和3年度生活習慣関連疾患の動向に関する調査，2023（https：//www.kenporen.com/toukei_data/pdf/chosa_r05_06_02.pdf　2025年2月閲覧）

参考文献
1］国立国際医療研究センター糖尿病情報センター：糖尿病とお金の話（https://dmic.ncgm.go.jp/general/about-dm/080/100/01.html　2025年2月閲覧）

 患者さんからの疑問にどう答える？

「歯の治療もするようにいわれました．なんでですか？」

- 糖尿病の人は，免疫力が低下することによって易感染状態になります．そのため，歯と歯肉のすき間から細菌が入り込むことによって歯周病になることがあります．
- 糖尿病の人は，歯周病が高頻度にみられることから，糖尿病の合併症と認識されています．
- 歯周治療は，患者自身のプラークコントロール（セルフケア）に加え，定期的な歯科受診（プロフェッショナルケア）が必要です．

1．歯周病
歯周病は，歯と歯肉の間の溝（歯周溝）にグラム陰性嫌気性菌などが感染して起こる慢性炎症です．進行すると，歯の支持組織である歯周靭帯や歯槽骨の破壊をきたします．また，口腔清掃の不良によって，歯と歯肉の間に堆積したプラークが，歯周溝にバイオ

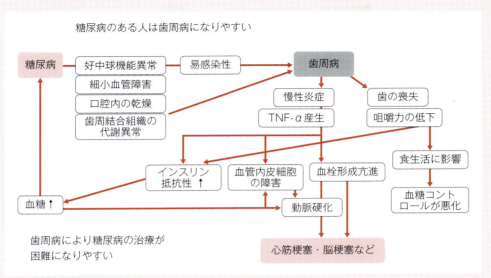

図1 糖尿病と歯周病の関係
TNF-α：tumor necrosis factor-α

フィルムを形成し，このバイオフィルム中に含まれる歯周病原因菌による感染が始まりとされています．歯周病は自覚症状がなく進行し，歯を失う最大の原因となる口腔疾患です．

2．糖尿病と口腔疾患の関係

　高血糖による好中球機能低下による免疫機能の低下や，血流障害，神経障害などにより易感染性となっています．そのため糖尿病の人は歯周病になりやすい状態です．また，口腔乾燥が起こりやすくなり唾液の自浄作用が損なわれることで炎症が起こりやすくなります（図1）．

　齲歯や歯周病による歯の喪失は，食習慣の変化や咀嚼能力を低下させ，糖尿病に影響を与えます．

3．糖尿病と歯周病

　2型糖尿病患者は非糖尿病患者に比較して歯周病発症率が2.6倍高いという報告があります．糖尿病の罹患期間が5年を超えると歯周病は，1型・2型糖尿病ともに優位に悪化していることや，HbA1cが7.0％以上の糖尿病患者は，歯周病の進行や歯の喪失リスクが高くなることが示されています．

　歯周治療による血糖コントロールの改善も報告されています．炎症の原因因子であるプラークや歯石といった感染源を除去することによって全身の炎症が軽減し，インスリン抵抗性の改善が得られると考えられています．

Ⅰ. 糖尿病診療・療養支援全般のトラブル

4. 口腔ケア

　患者さん自身の日々のブラッシングによるプラークコントロール（セルフケア）と，歯科医師や歯科衛生士による歯周ポケット内のプラークや歯石の除去によって歯周組織の炎症をコントロールすることが重要です．また，改善がみられた後も再発防止のために定期的に口腔内の清掃状況の確認や管理（プロフェッショナルケア）が必要です．

　2型糖尿病の合併症に関連した，歯周治療による生涯医療費と健康増進の関わりを解析した報告では，歯周治療は歯の喪失リスクを34.1%まで減少させ，腎症，神経障害，網膜症の発症リスクをそれぞれ20.5%，17.7%，18.4%まで減少させることが予測できるとしています．歯周病と糖尿病を有する患者さんは歯周治療を行うことで，健康増進とともに医療費削減につながる可能性があると報告されています．

（後藤夏絵，森脇恵美子）

参考文献

1）日本糖尿病学会 編・著：16章糖尿病と歯周病. 糖尿病診療ガイドライン2024，南江堂，345-353，2024
2）日本歯周病学会 編：糖尿病患者に対する歯周治療ガイドライン改訂第3版，医歯薬出版，2023

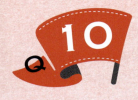

I 糖尿病診療・療養支援全般のトラブル

Q10 2型糖尿病で80歳代男性の患者さん．「自分の人生なので，好きなものを食べて好きなようにして死にたい」と話し，なかなか食事療法や運動療法が進みません．HbA1cは9％台です．どう対応したらいいですか？

ANSWER

- まずは患者さんがどのようなものが好きなのか，普段どのような生活をされているのかをよく聞く必要があります．
- 高齢期は死を身近に感じる時期でもあります．その人の生き方を尊重しながら，糖尿病とともに生きる最善の方策を一緒に探していきます．
- 高齢者糖尿病の血糖コントロール目標を参考に，認知機能や日常生活動作（ADL），社会背景や価値観に合わせて血糖コントロール目標を設定します．

解 説

・高齢糖尿病患者への関わり方

　日本人の寿命は女性が87.14歳，男性が81.09歳[1]です．80歳代男性であれば，心身の老化を実感し，身近な人や友人の死を体験しています．残りの人生は好きなものを食べて，好きなように生きたいと思う気持ちも自然なことだと思います．近年，エンドオブライフケアが注目されています．このエンドオブライフケアは，死を身近に感じる人が最期の時まで残りの生を自分らしく生きるための支援です．医療者は，その人にとっての最善を選択できるように意思決定を支えていきます．そして，その支援を行うためには，その人を知る必要があります．何が好きで，どのような生活をしているのか，どのように糖尿病と付き合っているのか知ることは，医療者との関係を築いていく第一歩となります．80年以上生きていればさまざまな病気体験をしていると考えられます．それらの病気と付き合いながら生き抜いてきた人であれば，自分なりの病気との付き合い方があるかもしれません．

・医療者の価値観

　高齢者は，日々の暮らしを維持することに重きを置く人が多くいます．そうした高齢者にとって日々の習慣を変えることや新しいことを覚えることは困難を伴います．そのため，医療者が「正しい自己管理方法」を伝えてもうまく伝わらないという経験があるかもしれません．それは，新しい方法が患者さんの暮らしている日常に接近していないからだと考えられます．医療者として正しい知識を伝えても，高齢者からみれば，そんな生活はでき

ないし，どうせ自分のことは理解してもらえない．それにこの歳だし，残りの人生は自分の好きなように生きてもいいのではないかと思うわけです．医療者の価値観で良し悪しを判断し，理想的な糖尿病患者になることが最善であると考えていないか，振り返ることが重要です．患者さんの現実の世界での暮らしや価値観と医療者の知識をすり合わせながら最善の策を考えていきます．

高齢者の食事，運動療法の具体策

　高齢者が長年生きてきた食志向を変えるということは容易なことではありません．また，冬は漬物を多く食べる，夏秋は果物をよく食べるなど住んでいる地域によって食文化も異なります．自分の住む地域にはどのような食文化があり，季節によってどう変化するのか，その人はどのような食生活を送り，何が好きなのかということを知ることが重要になります．また，認知機能の低下がある場合，食品交換表を用いた食事指導は難解なものと感じるかもしれません．また，食事制限という言葉を「食べてはいけないこと」と捉えている可能性もあります．食事療法をどう捉えているのか確認し，必要な栄養を取ることができているのかをアセスメントします．食事療法ではなるべく平易な言葉を使い，食志向や食文化をベースに必要な栄養を摂取できるように食支援を行います．

　例えば，食品はgで示すよりも「ご飯茶碗1杯」「リンゴ半分」などイメージしやすい言葉で伝えます．また，夫婦二人世帯であれば，「リンゴは1個を二人で半分ずつ」など，世帯構成も含めて伝えることで家族の理解も得やすくなります．ある患者さんは，春になると山菜や筍を取りに行き，それを中心とした食事からたんぱく質不足になっていました．そこで，「来年も山菜取りに行って，美味しいご飯を食べられるように，肉か魚を手のひら分くらい足すのがお勧めです．筋力を維持できるように」というように伝えると，たんぱく質摂取量が増加しました．これは本人の楽しみや食嗜好を尊重しつつ，否定や指示的な対応ではなかったため，やってみようかなと思えたのだと考えられます．

　運動療法は，サルコペニアやフレイル予防にもなります．しかし，合併症が進行している場合があるので，適応があるか確認してから行います．高齢者は運動機能の個人差が大きいので，その人にあった方法を選択することが重要になります．筋トレやウォーキングは有効ですが，畑仕事や山菜取りなどその人の生活スタイルに合った方法をともに考えることが大切です．80歳代男性であれば，妻とスーパーに買い物に行く，家事を手伝うなど生活のなかで活動量が増えるような方法もよいと思います．

血糖コントロール目標

　高齢者糖尿病の血糖コントロール指標は図1[2]を参考にします．高齢者では認知機能やADLの低下，サポート体制も踏まえた目標が重要となります．指標を参考にしながら目標を決定し，糖尿病とともに生きる最善の策を患者とともに決定していきます．

患者の特徴・健康状態[注1]		カテゴリーI ①認知機能正常 かつ ②ADL自立		カテゴリーII ①軽度認知障害～軽度認知症 または ②手段的ADL低下，基本的ADL自立	カテゴリーIII ①中等度以上の認知症 または ②基本的ADL低下 または ③多くの併存疾患や機能障害
重症低血糖が危惧される薬剤（インスリン製剤，SU薬，グリニド薬など）の使用	なし[注2]	7.0%未満		7.0%未満	8.0%未満
	あり[注3]	65歳以上75歳未満 7.5%未満（下限6.5%）	75歳以上 8.0%未満（下限7.0%）	8.0%未満（下限7.0%）	8.5%未満（下限7.5%）

治療目標は，年齢，罹病期間，低血糖の危険性，サポート体制などに加え，高齢者では認知機能や基本的ADL，手段的ADL，併存疾患なども考慮して個別に設定する．ただし，加齢に伴って重症低血糖の危険性が高くなることに十分注意する．

注1：認知機能や基本的ADL（着衣，移動，入浴，トイレの使用など），手段的ADL（IADL：買い物，食事の準備，服薬管理，金銭管理など）の評価に関しては，日本老年医学会のホームページ（www.jpn-geriat-soc.or.jp/）を参照する．エンドオブライフの状態では，著しい高血糖を防止し，それに伴う脱水や急性合併症を予防する治療を優先する．

注2：高齢者糖尿病においても，合併症予防のための目標は7.0%未満である．ただし，適切な食事療法や運動療法だけで達成可能な場合，または薬物療法の副作用なく達成可能な場合の目標を6.0%未満，治療の強化が難しい場合の目標を8.0%未満とする．下限を設けない．カテゴリーIIIに該当する状態で，多剤併用による有害作用が懸念される場合や，重篤な併存疾患を有し，社会的サポートが乏しい場合などには，8.5%未満を目標とすることも許容される．

注3：糖尿病罹病期間も考慮し，合併症発症・進展阻止が優先される場合には，重症低血糖を予防する対策を講じつつ，個々の高齢者ごとに個別の目標や下限を設定してもよい．65歳未満からこれらの薬剤を用いて治療中であり，かつ血糖コントロール状態が図の目標や下限を下回る場合には，基本的に現状を維持するが，重症低血糖に十分注意する．グリニド薬は，種類・使用量・血糖値等を勘案し，重症低血糖が危惧されない薬剤に分類される場合もある．

【重要な注意事項】
糖尿病治療薬の使用にあたっては，日本老年医学会編「高齢者の安全な薬物療法ガイドライン」を参照すること．薬剤使用時には多剤併用を避け，副作用の出現に十分に注意する．

図1　高齢者糖尿病の血糖コントロール目標（HbA1c値）

（日本老年医学会・日本糖尿病学会 編・著：高齢者糖尿病診療ガイドライン2023，南江堂，94，2023より）

　この事例の方は「自分の人生なので，好きなものを食べて好きなように死にたい」と自分の意志を伝えることができており，認知機能は比較的維持できている方と考えます．それに加えて，ADLの自立度，他疾患や併存症の有無と機能障害の程度，重症低血糖が危惧される薬剤使用の有無によりカテゴリーは変わってくると思います．また，独居なのか，サポートしてくれる家族はいるのか，自身が妻や子供のサポート役として介護を行っているのかなど，背景によってセルフケア方法は変わってくると思います．まずは，「自分の

人生なので，好きなものを食べて好きなように死にたい」という考えに至った経緯から聞き，関係性を築いたうえで糖尿病と付き合いながらどのように人生を修めようとしているのか，お互いが意識して対話できるようにするとよいと思います．そうすれば，その方に合った具体策を一緒に考えていくことができると思います．

（宅井さやか）

文献

1) 厚生労働省：令和5年簡易生命表の概況（令和6年7月26日），2024（https://www.mhlw.go.jp/toukei/saikin/hw/life/life23/dl/life23-15.pdf　2025年2月閲覧）
2) 日本老年医学会・日本糖尿病学会 編・著：高齢者糖尿病診療ガイドライン2023，南江堂，94，2023

 患者さんからの疑問にどう答える？

「指先で測る血糖値と病院で採血したときの血糖値が違うのはどうしてですか？」

- 動脈血＞全血＞静脈血の順で血糖値に差が出ます．
- 測定時間が異なるため血糖値も異なります．

　指先で測る簡易血糖測定と，病院での静脈血採血の血糖値の値に差が出る原因として，大きく2つが関係しています．1つ目は採血部位が異なる点です．血液は心臓から動脈血が送り出され，末梢の毛細血管までたどり着き，酸素や栄養を届けた後，静脈血になります．血液中に含まれるブドウ糖は小腸から吸収され，血中に移動します．ブドウ糖は動脈を通り，毛細血管から組織へ移動します．よって，動脈血＞全血（毛細血管）＞静脈血の順で血糖値に差が出ます．

　2つ目は，採血時間が異なる点です．自宅で血糖測定後，病院で採血するまでに移動時間や待ち時間を含めると1～2時間の差が生じていると考えられます．その間にもブドウ糖は消費されるので血糖値が低くなると考えられます．

　ほかにも，測定機器の精密さが異なる点が挙げられます．自宅で使用する血糖測定器は簡易血糖測定器であり誤差が生じます．さらに，緊張や不安などの精神状態も血糖値に影響をおよぼします．

　簡易血糖測定器は指先（毛細血管）のグルコース濃度を測定しています．果物を食べた後，果糖が付着していると偽高値となることがあるので注意が必要です．また，脱水やショック状態など末梢の循環不良がある場合，偽低値を示す場合があります．その場合，静脈血採血が望ましいといえます（図1）．

【重要な基本的注意】
1. 指先から採血する場合は，穿刺前に，必ず流水でよく手を洗ってください．
2. 果物等の糖分を含む食品などに触れた後，そのまま指先から採血すると指先に付着した糖分が血液と混じり，血糖値が偽高値となるおそれがあります．
   ［アルコール綿による消毒のみでは糖分の除去が不十分との報告があります．］
3. 以下のような末梢血流が減少した患者の指先から採血した場合は，血糖値が偽低値を示すことがあるため，静脈血等他の部位から採血した血液を用いて測定してください．
   ・脱水状態　・ショック状態　・末梢循環障害

図 1　グルテスト Neo センサー（三和化学研究所）添付文書より一部抜粋

（宅井さやか）

I 糖尿病診療・療養支援全般のトラブル

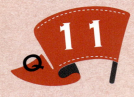

Q11 1型糖尿病を発症したばかりの7歳の患児のお母さんが，自分のせいではないかと泣いています．また，今後の学校生活についての不安の訴えもあります．どう対応したらいいですか？

ANSWER

- 我が子が1型糖尿病を発症した際の，母親のショックの大きさを理解し，寄り添います．
- 発症の原因は決して母親のせいではないことを伝え，病気を受容できるように支援します．
- 今後の不安を明らかにして，一つひとつ解決することにより治療に取り組めるようにします．
- 他のお子さん（糖尿病のない子ども）と同じように学校生活を送ることができることを説明します．

解説

糖尿病発症時の対応

1型糖尿病は，膵臓のβ細胞の破壊に伴うインスリン分泌の低下や欠乏により起こります．1型糖尿病は遺伝や生活習慣が原因となることは少なく，自己免疫が原因といわれています．1型糖尿病は親のせいではないため，ご両親が自分を責めないように声掛けを行うことが必要です．7歳の我が子が，一生涯治療が必要な疾患を発症してしまったことで，親はとても大きな精神的ショックを受けます．発症後は特に親の抱えるほんの小さな悩みに対しても，一緒に解決しようという姿勢で丁寧に対応していきます．

病気の受容

大きなストレスを『受容』するには，「不安」「否認」「怒り」「取引」「抑うつ」などの状態を経過していくのが自然な心理的反応であるといわれています．この母親の場合も「不安」の状態であることがうかがえます．さらに診断を受けたばかりの母親の心理は，予後に対する不安だけでなく，自責の念，怒り，悲しみ，願望が裏切られるような思い，無力感などさまざまな感情が生じています．受容のプロセスを念頭に置き，その時々の心理状況を踏まえて支援していく必要があります．

QUESTION 11

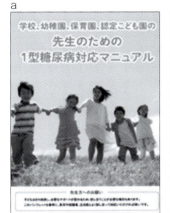 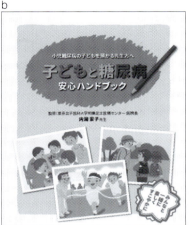 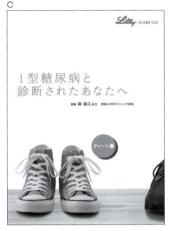

図1　小児1型糖尿病に関する資材

a）認定NPO法人日本IDDMネットワーク：学校，幼稚園，保育園，認定こども園の先生のための1型糖尿病対応マニュアル（https://japan-iddm.net/publication/type1m_4_t/　2025年2月閲覧）
b）ノボノルディスクファーマ社：小児糖尿病の子どもを預かる先生方へ 子どもと糖尿病 安心ハンドブック（https://www.club-dm.jp/with/people/booklet.html　2025年2月閲覧）
c）日本イーライリリー社：1型糖尿病と診断されたあなたへ（ティーン篇）（https://disease.jp.lilly.com/diabetes_dac/download　2025年2月閲覧）

● 1型糖尿病の治療と本人への接し方

　1型糖尿病はインスリン療法，血糖自己測定（SMBG）が必要となり，7歳の患児（小学校低学年）の場合は，まずは親を中心に治療が開始されます．多くの家庭では母親がインスリン療法とSMBGをサポートしますが，母親ひとりに負担がかかりすぎないように，家族全員で協力しながら治療を進めることが重要です．

　患児の将来のために糖尿病を理由に甘やかしすぎず，自立を目指すことが大切です．病気があると周囲は特別扱いや過保護になりがちです．糖尿病だからといって兄弟姉妹と分け隔てをせず，平等に接していきます．

● 学校生活

　学校生活は，今までと変わらず他の児童と同じように過ごすことができます．しかし1型糖尿病の治療としてインスリン投与は不可欠であり，SMBGも開始されます．そこで，学校関係者（担任教師や養護教諭など）には病気のことを正しく理解してもらい，協力を得る必要があります．医療従事者から学校関係者へ説明する場合は，日程や場所，参加者などの調整をしていきます．資料として関連する製薬メーカーや団体から発行されているパンフレット（図1）を利用することもできます．

　学校でもインスリン，SMBG，補食が行えるよう，実施場所や置き場を学校側とよく相談して決めます．体育（プール）の授業，運動会，マラソン大会，部活動なども制限なく

参加することができます．運動量の多い授業や行事においては，事前に詳細を確認し低血糖を起こさないようインスリン量の調整をしていきます．宿泊を伴う修学旅行などは，自己管理行動に自信が持てる機会になるため積極的な参加を促します．もちろん給食も特別扱いせずに，ほかの子と同じものを同じように食べることができます．学童期は成長発達に必要な栄養摂取が重要であるため，おやつも制限する必要はありません．しかし，肥満を招くような過食は避けて，健康的な食習慣を目指します．

病気のことをクラスメートに伝えるかどうかは，本人，学校関係者，保護者でよく相談して決める必要があります．低学年児童は低血糖症状を人に伝えることが難しい場合があります．低血糖時に周囲が気づき対処できるためには，クラスメートが病気のことを知っている方が安心でもあります．しかし病気のことを理由に差別やいじめの原因になることも考えられるため，伝える際は事前にわかりやすく協力してほしいことを説明しておく必要があります．

● 同じ病気の仲間づくり

1型糖尿病の患者会や小児糖尿病サマーキャンプがあり，キャンプでは勉強会やレクリエーションなどのプログラムがあります．キャンプ中にインスリン注射や血糖測定がひとりで行えるようになるなど，多くの学習の場となります．また同じ病気の友人は困難な場面を乗り越えるときに支えとなり，生涯相談できるかけがえのない親友となることもあります．また，親同士の交流，情報交換や相談の機会にもなります．

● 将来について

1. 就職

現在，日本ではパイロットのライセンスを取得することは難しく，重症低血糖が出現した場合にリスクのある職業（運転手，高所作業など）は不適切と考えられます．しかし，医師，政治家，スポーツ選手，カーレーサーなどの職業で1型糖尿病を持っている人が活躍されています．職業の選択肢は少なくないため病気を理由に諦めず，あらゆる方面での仕事にチャレンジできます．

2. 結婚，妊娠・出産

パートナーの理解が得られれば，結婚も妊娠・出産も問題なくできます．パートナーに病気に関する知識を十分持ってもらい，挙児希望の場合は計画妊娠を勧めます．妊娠中は胎盤からのホルモンの影響でインスリン抵抗性が増加します．出産まで厳格な血糖コントロールが求められるため，普段より頻回なSMBGや持続血糖モニター（CGM）が必要になります．インスリンポンプ療法，リアルタイムCGM機能付きインスリンポンプ（sensor-augmented pump：SAP）療法が有効といわれており，治療が変更される場合も

少なくありません．

(小野明美)

参考文献
1) 内潟安子 監修：1型糖尿病 治療・ケアのエッセンス，医歯薬出版，2018
2) 内潟安子：小児・ヤング糖尿病，シービーアール，2005
3) 浦上達彦 編・著：こどもの糖尿病と治療，メディカ出版，2018
4) 中村伸枝ほか：1型糖尿病をもつ幼児期・小学校低学年の子どもの療養行動の習得に向けた体験の積み重ねの枠組み−国内外の先行研究からの知見の統合−．千葉看会紙 18，No.1，2012
5) 中村伸枝ほか：1型糖尿病をもつ年少児の糖尿病セルフケアに向けた親の関わり尺度の開発．日糖尿教看会誌 23，No.1，2019
6) 水島道代ほか：就学前後の1型糖尿病児に対する血糖管理を目指した親の関わり．日糖尿教看会誌 28，No.1，2024
7) 高谷具純：小児1型糖尿病治療〜30年で変わったこと・変わらないこと〜．日糖尿教看会誌 24，No.1，2020
8) 西村治男 監修：患者さんの疑問にこたえる糖尿病Q&A150，糖尿病ケア2006春季増刊，メディカ出版，2006
9) 清野弘明 編：糖尿病ケア トラブルシューティング そのまま使える回答集，糖尿病ケア2010秋季増刊，メディカ出版，2010
10) 小柳貴子 編：糖尿病ケア ケース20を徹底分析！ チームで取り組む糖尿病療養援助，糖尿病ケア2005秋季増刊，メディカ出版，2005
11) 増田さゆり 絵，瀧井正人 文，日本糖尿病協会 編：糖尿病 こころの絵物語，時事通信社，2009

 患者さんからの疑問にどう答える？

（1型糖尿病患児の親御さん）
「成長期って血糖値は下がりにくいんですか？」

- 成長期は成長ホルモンによって血糖が上がりやすくなり，インスリンの必要量が増えることがあります．

- 女性の場合は，月経周期に関連する女性ホルモンが影響することで血糖値の変動がみられます．

1．ホルモンの影響

　血糖値の上昇に影響があるホルモンには，成長ホルモン，副腎皮質ホルモン（コルチゾール，アルドステロン），副腎髄質ホルモン（カテコールアミン），甲状腺ホルモン，グルカゴンなどがあります（表1）．思春期では，成長ホルモンや性ホルモンの影響などにより生理的インスリン抵抗性が増大します．個人差はありますが，これらのホルモンの影響により血糖値が上昇し，インスリンの必要量が増えることがあります．

　女性は月経周期で血糖値が変動しやすくなります．月経周期には女性ホルモンであるエストロゲンとプロゲステロンの2つのホルモンが主に関係しています．女性ホルモンは，インスリンの作用効果にも影響を与えています．エストロゲンはインスリンの効

Ⅰ. 糖尿病診療・療養支援全般のトラブル

表 1　血糖調整に関わるホルモン

血糖値を下げるホルモン	インスリン
血糖値を上げるホルモン	成長ホルモン，コルチゾール，アルドステロン，カテコールアミン，甲状腺ホルモン，グルカゴン

月経	卵胞期	排卵	黄体期	月経
	月経終了後 しばらく 血糖値は低め		月経前 2週間程度 血糖値は高め	

図 1　月経周期と血糖の関連

きをよくし，プロゲステロンは効きを悪くすると考えられています．プロゲステロンの分泌が上昇する排卵期は血糖値が高くなる傾向があり，月経終了後はしばらく血糖値が低めになります（図 1）．月経周期と血糖変動の関連を分析し，月経周期に応じてインスリン調整が必要な場合もあります．

2.　思春期の血糖値への影響

　思春期は他人との付き合いが広がり，友人などと行動することによってインスリン治療の実施を怠ったり，食生活が乱れることで血糖値を悪化させる可能性があります．また，情緒が不安定になりやすく，その影響をうけて血糖値が乱れることも少なくありません．これらに関しては，本人が糖尿病を持つ自分の身体を理解して受け止め，治療継続のための生活を送ることができるように自立し，乗り越えなければならないものです．家族や医療者は，あくまで本人の自立を見守り手助けするサポート役を担います．

（小野明美）

参考文献

1] 日本糖尿病学会 編・著：糖尿病治療ガイド 2024，文光堂，2024
2] 医療情報科学研究所 編：病気が見える Vol.3　糖尿病・代謝・内分泌　第 2 版，メディックメディア，2008
3] 内潟安子 監修：1 型糖尿病　治療・ケアのエッセンス，医歯薬出版，2018
4] 石本香好子 編・著：はじめての糖尿病看護，メディカ出版，2017
5] 桝田　出 編：糖尿病に強くなる，医学書院，2015
6] 日本糖尿病学会ほか 編：小児・思春期　糖尿病管理の手びき　改訂第 3 版，南江堂，2011
7] 日本糖尿病教育・看護学会 編：糖尿病に強い看護師育成支援テキスト，日本看護協会出版会，2008
8] 福井トシ子 監修：ライフステージから理解する　糖尿病看護　事例で学ぶアセスメントのポイント，中央法規，2015

患者さんからの疑問にどう答える？

「ストレスと糖尿病って関係あるんですか？」

ANSWER

- ストレスが加わるとホルモンの影響で血糖値が上昇しやすくなります．
- ストレス対処行動による暴飲暴食，多量飲酒，喫煙の増加などの生活習慣の乱れから血糖値に影響が出ることがあります．
- 侵襲的ストレスを生じたシックデイ時は食事や内服，インスリン注射量についての配慮が必要です．

1. ホルモンと血糖値

　外傷や感染症といった身体的刺激や，不安や悩みなどの精神的刺激が加わると，その刺激に対する防衛反応として，脳下垂体・副腎系からホルモンが分泌されます．この刺激がストレスです．血糖値を下げるホルモンはインスリンですが，それ以外は血糖値を上昇させる作用のあるホルモンがほとんどです．

　ストレスには，感染・発熱・疼痛・外傷などを伴う身体への侵襲的ストレスや，不安・悩み・苛立ちなどの精神的ストレスがありますが，ストレスを感じると交感神経が活発になりコルチゾールやカテコールアミン（アドレナリンやノルアドレナリン）などのインスリン拮抗ホルモンの分泌が亢進します．これらのストレスホルモンは，インスリンの効きを悪くし血糖値を上昇させる働きがあることに加え，内臓脂肪蓄積や遊離脂肪酸増加に関連したインスリン抵抗性を引き起こす原因にもなり血糖コントロールを悪化させます．

2. シックデイ対策

　感染症，消化器疾患，外傷など侵襲的なストレスを生じた状態をシックデイとよびます．シックデイでは炎症性サイトカインの分泌の増加もあり，インスリンが効きにくく，食欲不振のため食事摂取量が低下していても，血糖値は高めのことが多いです．さらに最近では災害，新型コロナ感染症の流行が感染症リスクを上昇させることだけでなく，食事，水分摂取量が変化し得るため，シックデイ対策の重要性が強調されるようになりました．いつ何時遭遇するかもしれないシックデイに対し，糖尿病を持つ人が自分のこととして捉えられるよう，日ごろからシックデイルール（表 1）[1]に基づいた指導を繰り返し行っていくことが重要です．

　また，ストレッサー（ストレスの原因）によりストレスを生じると，ストレス解消の

Ⅰ．糖尿病診療・療養支援全般のトラブル

表 1　シックデイルール

1. 安静と保温に努め，早めに主治医または医療機関に連絡する
2. 水やお茶などで水分摂取を心がけ，脱水を防ぐ
3. 食欲がなくても，おかゆ，果物，うどん，ジュースなどで炭水化物を補給する
4. インスリン治療中の患者では自己判断でインスリンを中止しない
   1) 食事摂取ができなくても，インスリンを中止しない
   2) 血糖自己測定（SMBG）を行いながら，インスリン量を調整する
5. 経口血糖降下薬，GLP-1 受容体作働薬は種類や食事摂取量に応じて減量・中止する
6. 入院治療が必要なときは，休日でも電話連絡をしてから受診する
7. 医療機関では，原疾患の治療と補液による水分・栄養補給を行う

（日本糖尿病療養指導士認定機構 編・著：糖尿病療養指導ガイドブック 2024，メディカルレビュー社，238，2024 より）

手段として，暴飲暴食，多量飲酒，喫煙の増加など，食事・運動・薬物療法のセルフケア行動が困難になることで生活習慣が乱れ，肥満や内臓脂肪の蓄積を助長して，血糖コントロールが悪化しやすくなるので，注意する必要があります．

3. 糖尿病患者とストレス

　糖尿病を持つ人は，生活そのものが治療に直結するため常に自分の生活習慣を律し続けなければならないというストレスを抱えています．不良な血糖コントロールが続くと合併症への不安や，その症状にも悩まされることになります．その一方で，生活者として仕事や家庭などからの社会的ストレスもあり，ストレスフルな日々を送っています．

　米国糖尿病学会（ADA）や英国糖尿病学会（Diabetes UK）は，ストレスは糖尿病のある人の血糖管理に影響をもたらす可能性があり，ストレスに対処できないでいると，血糖値が高くなり，糖尿病合併症リスクが高まる場合があると報告しています[2]．

　完全にストレスをなくすことは難しいですが，医療者は，糖尿病を持つ人がストレスと上手く向き合い，自分らしく生きていくためにはどうすればよいかを，ともに悩み考え，寄り添う関わりが重要です．

（大久保美喜）

文献

1) 日本糖尿病療養指導士認定機構 編・著：糖尿病療養指導ガイドブック 2024，メディカルレビュー社，228，2024
2) 糖尿病ネットワークニュース 2024 年 2 月 26 日［Terahata］日本医療・健康情報研究所：糖尿病の人にとってストレスは大敵 ストレスに負けないための 2 つのヒント 健康と幸福が改善（https://dm-net.co.jp/calendar/2024/038134.php　2025 年 2 月閲覧）

参考文献

1) 日本糖尿病学会 編：糖尿病専門医研修ガイドブック改訂第 5 版，診断と治療社，298-299，2012
2) 深尾篤嗣：ストレスと糖尿病．さかえ 61（1）：17-21，2021

I 糖尿病診療・療養支援全般のトラブル

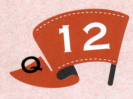

Q12 境界型の患者さんに,「"糖尿病予備軍"といわれたんですが,まだ糖尿病じゃないし,とくに症状もないから大丈夫ですよね?」といわれました.どうフォローしてあげればいいでしょうか?

ANSWER

- 境界型の状態から,将来の糖尿病発症リスクや,心血管イベントの発症リスクが高くなることを伝えます.
- 同時に,動脈硬化を防ぐためには,体重・血圧・脂質を適切に管理し,禁煙することが効果的であることを説明します.
- また,適切な食事や運動習慣の獲得は糖尿病の発症予防につながるので,栄養指導や療養指導を受けてもらい,次回診察予約を3~6ヵ月先にお取りします.

解 説

境界型とは

血糖パターンが糖尿病型にも正常型にも属さない場合を境界型とよび,WHO分類での耐糖能異常(IGT)と空腹時血糖異常(IFG)を包括する概念です(図1)[1]. 境界型の病態としては,インスリン分泌障害がメインのものと,インスリン抵抗性増大がメインのものとがあります.なお,後者は,メタボリックシンドローム(内臓脂肪症候群)を呈することも多いです.

境界型の疫学

境界型は正常型に比して,糖尿病発症リスクを5~7倍に増加させ,心血管イベントの発症リスクも上昇させます.また,境界型の段階で,2~4%が網膜症を,17.7%が慢性腎臓病(CKD)を有することが報告されています.さらに男性では,境界型の段階からサルコペニアの有病率が高まることも明らかになりました[2].

境界型の問題点

境界型は糖尿病に準ずる状態で,動脈硬化を促進させることが問題です.特に,IGTではインスリン抵抗性を背景に動脈硬化が進展しやすいため,頸動脈エコーなど動脈硬化性疾患合併の有無を評価することが望ましいです.また,動脈硬化を進展させる危険因子

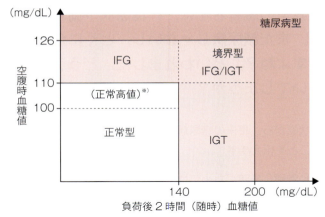

図1　血糖値による糖尿病判定区分

※）正常高値：正常域のうち，空腹時血糖値が100〜109 mg/dLを示すもの．基準に該当する者は，糖尿病への移行が認められやすいことより，75g経口ブドウ糖負荷試験（OGTT）を行うことが勧められます．
（日本糖尿病学会 編・著：糖尿病治療ガイド2024，文光堂，18，2024より改変）

のうち，血糖以外の血圧，脂質異常，肥満についても状態を把握し，積極的に介入することが重要です．

境界型とメタボリックシンドローム

　腹部肥満に加え，高血圧・高血糖・脂質異常などが集積する状態をメタボリックシンドロームとよびます．メタボリックシンドロームを引き起こす原因として，インスリン抵抗性が挙げられます．境界型の人は，このメタボリックシンドロームの基準と重なる場合が多く，両者は類似したリスクを有します．

インスリン抵抗性とは

　75g OGTTにおける血糖値とインスリン値から求められる，HOMA-IR指数［空腹時インスリン量（μU/mL）×空腹時血糖値（mg/dL）/405］が2.5以上の場合は，インスリン抵抗性ありと考えられます．

　インスリン抵抗性を生ずる主な原因として，肥満（内臓脂肪型肥満）が挙げられます．肥満は複数の経路を介してインスリン抵抗性を高めますが，脂肪細胞が分泌する液性因子を介する経路もそのうちの1つです．

　脂肪の役割はエネルギーの貯蓄や体の断熱・保温ですが，そのほかにも種々のホルモンを作る内分泌臓器としての役割も持っていることが，近年明らかになってきました．

　脂肪細胞から分泌されるタンパクはアディポカインと総称され，レプチン（食欲調整ホ

ルモン：脂肪細胞が増えると分泌が低下する），アディポネクチン，DPP-4 などが有名です．また，脂肪細胞から分泌される炎症性サイトカインである TNF-α（tumor necrosis factor-α）や IL-6（interleukin-6）は，慢性炎症とそれに伴うインスリン抵抗性を引き起こします．一方，前述のアディポネクチンは，インスリン感受性を改善する作用を有します．そのため，脂肪細胞が増大しアディポネクチンが低下すると，インスリン感受性が低下するため，結果的にインスリン抵抗性が高まります．

　なお，インスリン抵抗性を改善するためには，食事療法と運動療法などの生活習慣の改善による内臓脂肪型肥満の解消が基本です．減量治療の目標値としては，3〜6ヵ月で現体重の 3%減少を，高度肥満（BMI ≧ 35）では現体重の 5〜10%の減少を目標とします．

● 患者さんへの説明のポイント

　糖尿病の前段階で見つかったことについて，「今から生活習慣に気をつければ，発症を防ぐことができる」というポジティブフィードバックを伝えることが大切です．また，適切な食事や運動に関する正しい知識を学んでもらい，減量の効果を実感していただくとともに，3〜6ヵ月後に血液検査の結果などで改善が認められれば，「やればできる」という自己効力感につながると思います．

（生野淑子）

文献

1）日本糖尿病学会 編・著：糖尿病治療ガイド 2024，文光堂，18，2024
2）Ford, ES et al：Pre-diabetes and the risk for cardiovascular disease：a systematic review. J Am Coll Cardiol 55：1310-1317, 2010

I. 糖尿病診療・療養支援全般のトラブル

 患者さんからの疑問にどう答える？

「海外旅行に行くのですが，何か注意事項はありますか？」

- 旅行前にきめ細かい準備をすることが大切です．
- 時差によって食事や服薬の時間がずれ，生活リズムが変化するので，血糖値の変化に注意が必要です．
- 飛行機に乗るときにいくつか注意が必要です．
- 機内ではエコノミークラス症候群に気をつけましょう．
- 旅行中のできごとには，自己責任で対処できるよう心がけてもらいます．

　楽しい海外旅行には念入りな前準備と計画が大事です．備えあって憂いなしです．
　旅行先や日程に応じた携行品をチェックすることも大切になります．まずは，ホテルや航空会社に，機内食の時間や内容，糖尿病食の予約が可能か確認してもらいます．図1のような「糖尿病IDカード（緊急連絡用カード）」と英文カードをパスポートのなかに入れて持参するといざというとき安心です[1]．
　糖尿病薬やインスリンは旅行先では簡単に入手できません．紛失や盗難にあったときのためにも余分に持ち，荷物を分けて携帯することが望ましいです．実際に，患者さんがインスリンを忘れ，旅行先において実費で処方してもらった人もいらっしゃいました．
　飛行機ではインスリンや血糖測定器を「手荷物」として持ち込んでもらいます．座席でインスリン注射ができないときは，トイレで注射してもらいます．十分な水分補給を心がけ，エコノミークラス症候群の予防のために，座席は移動しやすい通路側をお薦めします．
　一般的に作用時間の長いインスリンはフライト中，時差によって増減が必要であるといわれています．あくまでも参考ではありますが，東周りの場合は，いつものインスリン量×（1－時差÷24）西回りの場合はいつものインスリン量×（1＋時差÷24）とするとうまくいくことが多いです．旅行が決まった時点で主治医と相談してもらうことも大事な計画の1つです．低血糖対策のブドウ糖や，食事が遅れたときの補食のビスケットも忘れず準備し携帯してもらいます．体調を崩してしまった場合の対策についても，予め，主治医と相談しておくことが大切です．行先によっては，感染症に対する注意も必要です．糖尿病を持つ人が，感染症を起こすと重症化しやすいため，必要時は，予防接種を受けていくのもよいでしょう．

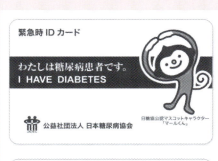
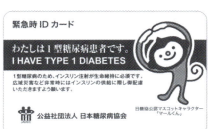
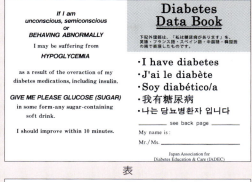

表

裏

図1 緊急連絡用カードと英文カード
(JADEC（日本糖尿病協会）：協会グッズ　緊急連絡用カード・海外旅行者向けカード [https://www.nittokyo.or.jp/modules/patient/index.php?content_id=4　2025年2月閲覧] より）

　筆者が1型糖尿病を持つ友人と海外旅行に一緒に遊びに行ったときは，食事時間以外にも，おいしいフラッペやケーキ，ビールなど間食することばかりでした．そのため，超速効型インスリン注射による補正が必要でした．その際に針は何度も同じ注射針を使い回して血糖マネジメントをしていました．旅行中，安定して治療を継続するためには，災害時並みの対応も必要であると考えます．いざというときに，自分で自分を守ることができるよう，日頃からの安定した血糖推移を維持しておくことが重要だと思います．楽しい海外旅行にするために，患者さんと一緒に安定した血糖マネジメントについて考えていけたらよいと思います．

（金盛佐紀子）

文献

1) JADEC（日本糖尿病協会）：協会グッズ　緊急連絡用カード・海外旅行者向けカード（https://www.nittokyo.or.jp/modules/patient/index.php?content_id=4　2025年2月閲覧）

Ⅰ．糖尿病診療・療養支援全般のトラブル

参考文献

1) 大門　眞 監修：糖尿病ハンドブック　安心して楽しむための旅行の準備，田辺三菱製薬，LifeScan（https://medical.mt-pharma.co.jp/di/file/prescribe/pdf/tnl-448.pdf　2025 年 2 月閲覧）
2) 国立国際医療研究センター糖尿病情報センター：糖尿病の方の旅行（https://dmic.ncgm.go.jp/content/080_010_10.pdf　2025 年 2 月閲覧）
3) 秋山滋男 監修：知りたい！糖尿病　糖尿病患者の海外旅行時の注意点（https://www.diabetes.co.jp/dac/dailycare/travel　2025 年 2 月閲覧）
4) 森田繰織：糖尿病患者の海外旅行．糖尿病患者さんと医療スタッフのための情報サイト　糖尿病ネットワーク（https://dm-net.co.jp/sally/2004/05/post_7.php　2025 年 2 月閲覧）

薬物療法のトラブル

II 薬物療法のトラブル

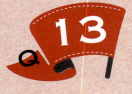

Q13 肥満の30歳代男性の患者さん．メトホルミン500 mgでHbA1c 8.8%．「これ以上，薬は飲みたくない」と，薬の追加や変更を嫌がっています．どう対応したらいいですか？

ANSWER

- 今後の人生で，合併症が進むと何が起こるかを具体的にお伝えして，よりよい人生のために患者さんに血糖管理の重要性を再認識してもらいます．
- 服薬錠数が増えるのが嫌な場合は，配合剤を上手く利用しましょう．
- 毎日薬を飲むのが面倒くさい，持ち運びが面倒といった場合は，週1回注射のGLP-1受容体作動薬やGIP/GLP-1受容体作動薬を勧めてみましょう．
- それでも難しい場合は，無理強いせず，患者さんに寄り添い，定期的な受診は必ず継続してもらえるようにします．

解 説

・血糖管理の重要性を理解して頂く

　血糖管理に関心がなさそうにみえる患者さんは，日常診療でよく出会います．しかし，そのような患者さんを"コンプライアンスが悪い"とか"やる気がない"と決めつけてはいけません．症状もない糖尿病のために病院に来ていることは，治したい，血糖値を下げたいと思っている証拠です．本当にやる気がない人は受診しません．まずは血糖管理の重要性を再確認してもらうことから始めます．特に本症例のような若い患者さんは，まだまだ長い余命が望まれます．"残り50年以上ある人生を盲目で暮らすのと，目が見えたままなのとどちらがいいですか？"とか"薬を飲むのが面倒だといわれますが，透析になったら週に3回病院に来なくてはならなくなりますよ"と，今後のよりよい人生のために合併症の発症進展を抑制することの重要性を説き，治療の強化に前向きになってもらい，HbA1c<7.0%を目指してもらいます．また，図1のように"今薬を増やすことを選んで平均寿命まで元気で生活することと，合併症を患いながら10年早く死ぬことと，どちらを選びますか？"と人生の選択をしてもらいます．HbA1cを下げるために治療しているのではなく，血糖管理は人生設計であることを理解してもらうのです．

・配合剤を上手く利用する

　薬が増えるのを嫌がる患者さんのなかには，服薬錠数が増えるのが嫌な患者さんがよく

QUESTION 13

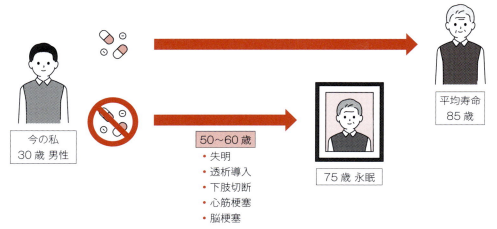

図1 血糖管理は人生設計

います．そのような患者さんには配合剤を勧めてください．メトホルミンとDPP-4阻害薬の配合剤が現在3剤あります．本症例はメトホルミンを500 mg内服していますが，メトホルミンを朝1回500 mg内服しているのであればイニシンク®配合錠（アログリプチン/メトホルミン），エクメット®配合錠HD（ビルダグリプチン/メトホルミン），メトアナ®配合錠HD（アナグリプチン/メトホルミン）を朝1回内服に変更，250 mgを1日2回内服しているのであればエクメット®配合錠LD（ビルダグリプチン/メトホルミン）やメトアナ®配合錠LD（アナグリプチン/メトホルミン）に変更してみます．変更する際に，"試しに一度変更してみて合わなかったら元のメトホルミンに戻しましょう"といって逃げ道を作ってあげておくことも大切です．患者さんは"薬を増やしたら一生減らせない"というエビデンスのない思い込みをしていることがよくあります．

週1回の注射を勧めてみる

薬が増えることを嫌がる患者さんのなかに，毎日飲むのが面倒くさい，出張の際に持って行くのが面倒だと思っている人がいます．特に働き盛りの年代の男性に多い理由です．そんな人には思い切って，週に1回のGLP-1受容体作動薬やGIP/GLP-1受容体作動薬を勧めてみてはいかがでしょうか．特に本症例のように肥満がある患者さんは，体重が減少することでモチベーションが非常に上がります．最近市場に登場したマンジャロ®（チルゼパチド）は，体重減少作用が顕著で[1]，治療満足度も高い糖尿病治療薬です[2]．また，GLP-1受容体作動薬やGIP受容体作動薬には血糖降下作用を超えた臓器保護作用が報告されていることも伝えられています（図2）[1]．週に1回簡単に自宅で皮下注射することで，血糖が下がり，体重が減少し，血管や臓器を保護してくれる薬で，1週間以内の出張であれば持っていく必要もありません．注射を始めたら一生続けなくてはいけないというのは

II. 薬物療法のトラブル

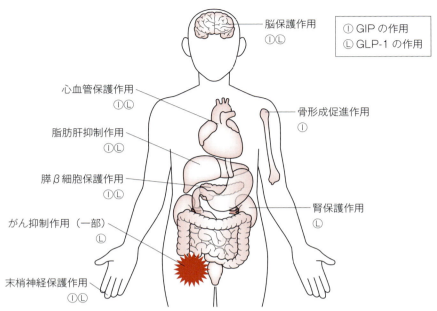

図2 GLP-1/GIP の多面的作用
(野見山崇 編・著:血糖だけにこだわらない!糖尿病治療薬の考え方・使い方, 日本医事新報社, 64-67, 2023 より)

誤解です."試しに1ヵ月だけ注射してみましょう"といって勧めてみます.

● 寄り添う

それでも薬が増えることを頑なに拒む患者さんには無理強いをせず,寄り添ってください.患者さんの人生は患者さん自身のものです."薬を変更もしくは増やしてもよいと思ったらいつでもいってください"といって,定期的な受診は必ず継続するようにお願いします.

(野見山　崇)

文献

1) 野見山崇 編・著:血糖だけにこだわらない!糖尿病治療薬の考え方・使い方, 日本医事新報社, 64-67, 2023
2) Ishii, H et al:Treatment satisfaction and quality of life with tirzepatide versus dulaglutide among Japanese patients with type2 diabetes:exploratory evaluation of the SURPASS J-mono trial. Diabetes Ther 14:2173-2183, 2023

II 薬物療法のトラブル

Q14
やせ型の40歳代女性の患者さん．グリメピリド6 mgを服用していてHbA1c 9.5％．「インスリン注射は死んでも嫌だ」と拒否され続けています．どう対応したらいいですか？

Answer

- インスリン注射に抵抗があるほうが普通です．そのうえで，なぜそこまでインスリンが忌避される薬なのか，思いを十分に語ってもらう必要があります．
- 抵抗している理由と感情をいったん受け止め，どうしたら納得して注射を導入できるか思考を巡らせながら多職種で関わることが重要です．
- 心の準備ができていない場合，担当医からインスリンが適切な治療法であると説明を受け，インスリンペンの使い方や注射方法の実演を受け，患者さんは受け入れに至るので，医療者との信頼関係が構築されていることが大切です．

解説

●インスリン注射に抵抗があるほうが普通

　医療者として当然の判断だとしても，ひとり一人の患者さんにとっては，生涯で初めてのことです．医療行為の受け止め方には両者の間に深い溝があるかも知れません．もちろんいわれたことをやるのが好きな人もいますが，特に今回の場合，「死んでも嫌だ」といっているのですから，ここでがっぷり四つの大相撲をしても仕方ないです．作戦の練り直しが必要です．「タイパ良く導入しよう！」「なんとか受け入れてもらおう！」という考えはいったん横に置かねばなりません．今回の場合，なぜそこまでインスリンを忌避するのか，思いを十分に語ってもらう必要があります．抵抗している理由と沸き起こっている感情や反応をこちらでいったん受け止め，どうしたら納得して注射を導入できるか思考を巡らせながら多職種で関わることが重要です．患者さんが何に対して抵抗感や不安感を持っているのかを詳細に傾聴し理解する必要があります．そしてそれらを払拭するためのアプローチの方法を考え，患者さんから「それならとりあえずやってみようか」と納得してもらうことがその後の注射継続のためにも重要です．そもそも自分が患者だったとして，主治医が注射を勧めてきたら，どう思うだろうかと考えるだけでも，かなり説明の仕方は変わるでしょう．しかも患者は別に血糖をよくするために生きているわけでもないのです．DAWN JAPAN研究のデータ[1]をみても，「インスリン注射に抵抗があるほうが普通」で，特に社会的側面（糖尿病だと知られたくない，人と違うと思われたくない，人前での注射は恥ずかしいなど）に対する理解が我々医療者側は乏しいという自覚をしておくのが導入

Ⅱ．薬物療法のトラブル

のスタートラインです．

目線を将来の治療選択にシフトしてもらう

　こうした場合，患者さんが治療法を判断する際の立ち位置・基準が，“現在の状況を勘案した治療はインスリンである”という医療者側が考える「標準的な治療」ではなく，今まで長い間自分なりに頑張って続けてきた「現状の治療」になっているので，この立ち位置・基準を「今後・将来」にシフトさせることが後々効いてきます．具体的には，早いうちからインスリン注射について「これは皆さんにお伝えしているのですが…」，あるいは「注射を将来の選択肢の1つとして…」と話しておくことで，目線を将来に向けてもらうことを心掛けます．今回の場合は，プラス面とマイナス面を説明し，インスリン治療を開始することで発生するおそれのあるコストより，将来の費用と便益で考えれば損な話ではないと思うように促します．一般的に人の特性は利益に比べて損失を過大に感じるといわれているため，「インスリンでこれだけよくなる」という利得と同時に，「インスリンをしないとこうしたおそれがあることを私は心配している」という損失もしっかり説明することが効果的と考えられます．「多くの人がこのような決定をしています」「注射を卒業した人もたくさんみてきました」「いやになったらやめても大丈夫ですよ」といった表現により，デフォルトをインスリンへ少しずつシフトさせ，新しい選択に迫られた患者さんに対し，「ほかの人もそうしているんだ」という安心感を得てもらい，さらに自分1人ではなく「みんなの話を聞いて決定・決断した」と心理的負担も減らしてもらい，よりインスリン治療を選択しやすい説明を意識します．そのうえで，メリットとデメリットは患者自身に考えてもらうことも大切です．

患者さんの背景・特性に合わせて意志決定や行動を支援しよう

　それからもう1つ，われわれ医療者側は普段から，正確な医療情報を提供すれば，患者さんは常に合理的に判断し，正しく意思決定が行えるという前提で診療を進めがちですが，実際にはそんなことはないことも認識しておかねばなりません．なかなか理解が得られない患者さんは，「インスリンが必要だということが理解できていない」というよりは，「理解はしたがほかにやり方はあるはずだ」という感情が影響しているのかも知れません（健康食品に走ったり…）．ひとり一人の患者背景はさまざまであり，当然価値観も異なるため，こうした「医療者側からすると誤解」という情報も患者さんは選択し得るということを理解しておくと，「なぜこんなに説明してもわからないの？」「どうやったらその選択になるの？」というネガティブな感情を少しでも減らせ，ほぐせなくなるほどこじれてしまう前に，解決の糸口を見出せるのではないでしょうか．患者さんは病気のプロとして意思決定を行い，治療の結果を受ける主体です．医療者は意思決定や行動を支援します．それを協同作業として行うのが医療です．さらに注意が必要なのは，正論は人を追い詰めます

（今やロジカルハラスメントという言葉すらある時代です）．自分の殻に閉じこもられてしまっては，その後の展開が大変になります．患者さんの特性を理解して臨機応変に説明の仕方を変えることが求められます．

● 患者さんがインスリン導入を受け入れるのに必要なこと

　成人の2型糖尿病患者を対象とした国際研究の「EMOTION」[2]は，インスリン導入に対する精神的な抵抗性を調査したものですが，これによると，その開始に際し効果的だったのは，①医療従事者（おそらく担当医）からインスリンが適切な治療法であると説明を受けること，②医療従事者によるインスリンペンの使い方や注射方法の実演を受けることでした．興味深かったのは，日本人を対象とした研究では3つ目に，「インスリン以外の選択肢がないと感じ，あきらめ（resignation）／受容（surrender）／受け入れ（acceptance）に至ること」が挙げられました[3]．あきらめというと語弊がありますが，「先生に説明を受けて腹落ちした」というところではないでしょうか．やはりインスリン導入に際しては，診療の底流に信頼関係が構築されていることが重要なのだと思います．

（中西修平）

文献

1) Odawara, M et al：Impact of patient attitudes and beliefs to insulin therapy upon initiation, and their attitudinal changes after initiation：the DAWN Japan study. Curr Med Res Opin 32：681-686, 2016
2) Polonsky, WH et al：Identifying solutions to psychological insulin resistance：an international study. J Diabetes Complications 33：307-314, 2019
3) Okazaki, K et al：Key factors for overcoming psychological insulin resistance：a qualitative study in Japanese people with type2 diabetes. Prim Care Diabetes 16：411-416, 2022

II 薬物療法のトラブル

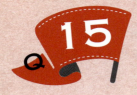

Q15 肥満の70歳代男性の患者さん，腎症第3期．eGFR 45 mL/分/1.73 m^2 と低下．血圧 164/98 mmHg でも，「病院で高いだけだ」といって降圧薬を服用してくれません．放置していていいでしょうか？

ANSWER

- 患者さんの血管を護るためには，血糖だけでなく血圧と脂質もすべて管理する必要があることを知って頂きます．
- 病院での血圧だけでなく，自己管理ノートなどのツールをお渡しして家庭血圧を測定して記録してもらいます．
- 高血圧治療で降圧薬を使用する場合は，降圧薬には血圧を下げる以外のメリットもあることをお伝えして，"患者さんの未来を護る" ための治療であることを説明します．

解 説

・血圧管理の重要性を理解して頂く

　血糖管理には積極的に取り組んでいるにもかかわらず，血圧や脂質といった他の危険因子は軽視してしまう医師や患者さんが時々いらっしゃいます．そのような患者さんには，血圧管理の重要性をまず理解して頂きます．表1 の UKPDS 23（United Kingdom Prospective Diabetes Study 23）が示すように，2型糖尿病患者さんの冠動脈疾患発症には血糖のみならず，脂質異常症や高血圧も有意に寄与しています．すなわち，患者さんの血管を護るためには血糖・血圧・脂質をすべて管理する必要があるのです．"血圧を放置したら折角頑張って血糖をよくした努力が台無しになるかも知れませんよ" と声を掛け，血圧も大事であることを知って頂きます．

・家庭血圧を測定して記録してもらう

　血圧の重要性をご理解頂けたら，次に本例の場合は家庭血圧を測定して頂きます．本当に病院に来たときだけ緊張していて高いのかもしれませんし，血圧計に列ができている状態で焦って測定していたり，外来時間に遅れそうになって走って来てすぐ測定している可能性もあります．家庭血圧の測定をお願いする際に，JADEC（日本糖尿病協会）の自己管理ノートをお渡しください．かつての自己管理ノートは血糖自己測定（SMBG）の結果を記録するのみのノートでしたが，2021年に我々が改訂したものは，血糖，体重，歩数，

表 1　2 型糖尿病患者の冠動脈疾患リスクファクター

順　位	リスクファクター	p 値
第 1 位	LDL コレステロール	＜ 0.0001
第 2 位	HDL コレステロール	0.0001
第 3 位	HbA1c	0.0022
第 4 位	収縮期血圧	0.0065
第 5 位	喫　煙	0.056

冠動脈疾患（n ＝ 280）

（Turner, RC et al：Risk factors for coronary artery disease in non-insulin dependent diabetes mellitus：United Kingdom Prospective Diabetes Study（UKPDS：23）. BMJ 316：823, 1998 より）

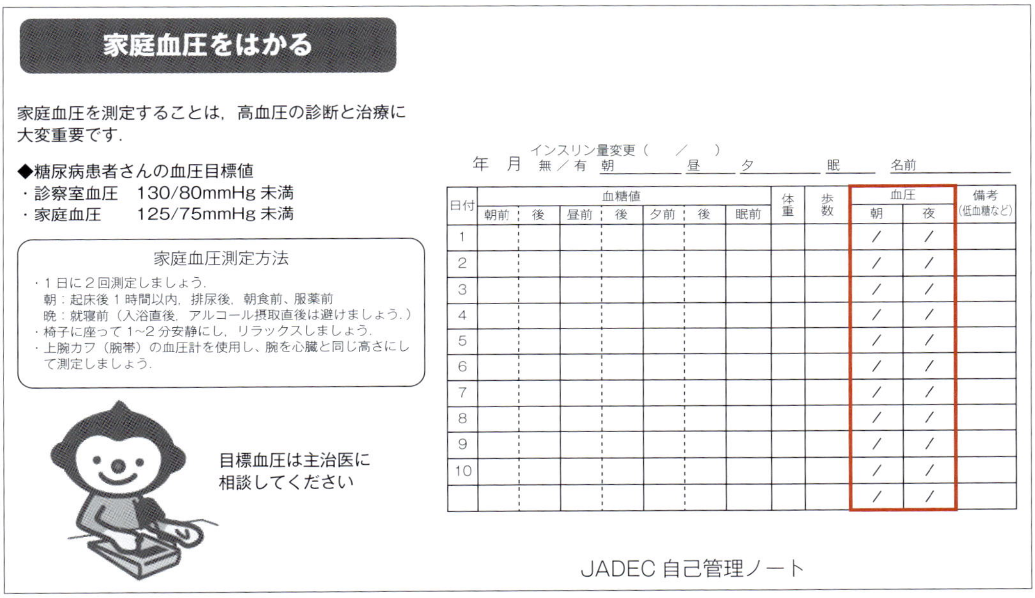
家庭血圧をはかる
家庭血圧を測定することは，高血圧の診断と治療に大変重要です．
◆糖尿病患者さんの血圧目標値
・診察室血圧　130/80mmHg 未満
・家庭血圧　125/75mmHg 未満
家庭血圧測定方法
・1 日に 2 回測定しましょう．
朝：起床後 1 時間以内，排尿後，朝食前，服薬前
晩：就寝前（入浴直後，アルコール摂取直後は避けましょう．）
・椅子に座って 1～2 分安静にし，リラックスしましょう．
・上腕カフ（腕帯）の血圧計を使用し，腕を心臓と同じ高さにして測定しましょう．
目標血圧は主治医に相談してください
年　月
インスリン量変更（　／　）
無／有　朝　昼　夕　眠
名前
日付
血糖値
朝前　後　昼前　後　夕前　後　眠前
体重
歩数
血圧
朝　夜
備考（低血糖など）
1
2
3
4
5
6
7
8
9
10
JADEC 自己管理ノート

図 1　自己管理ノートを使って正しく測定した家庭血圧を記録する

（JADEC：自己管理ノートより）

血圧が記録できます（図 1 右）．よって SMBG をしていない患者さんにも血糖以外の項目を記録するノートとしてお使い頂けます．最近血圧手帳が手に入りにくいご時世となりました．血圧手帳の代わりに自己管理ノートをご使用いただきたいと思います．また，10 ページ目に正しい血圧の測り方が分かりやすく書いてあります（図 1 左）．本例のような患者さんには“おっしゃる通り病院で高いだけだと思いますので，その証拠にお家で正しい方法で測定した血圧を記録してみせてください”といって，家庭血圧を記録してもらいます．

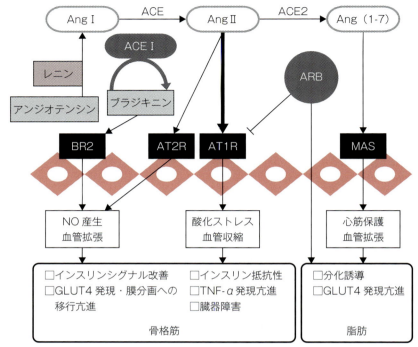

図2 RAS（レニン-アンジオテンシン系）阻害薬の臓器保護作用
ACEI：アンジオテンシン変換酵素阻害薬，ARB：アンジオテンシンⅡ受容体拮抗薬
（野見山崇：糖キング 第43話「降圧薬の Beyond」［meinohama.futata-cl.jp/doctor/talking_43.html 2025年2月閲覧］より）

降圧薬内服のメリットを伝える

　家庭血圧も高いことが分かり，高血圧の治療を開始するとなった場合，まずは減塩の栄養相談を受けて頂きます．そのうえでの降圧薬です．また，一部の降圧薬にはインスリン抵抗性改善作用や臓器保護作用，特に血管保護作用が期待できます（図2）．本例は腎症第3期，血糖や血圧管理が不十分だとあっという間に第4期から透析導入となる可能性があります．"透析にならないためにも降圧薬を飲みましょう"と未来を護るための説明をします．また，最近高血圧でも適応を取得したエンレスト®（サクビトリルバルサルタン）という薬剤は，DPP-4阻害薬と併用すると血糖管理も改善することが報告されています[1]．血糖降下薬と降圧薬が協力して患者さんの未来を護ることができるのかもしれません．

（野見山　崇）

文献

1) 大場知穂ほか：2型糖尿病患者に対するサクビトリルバルサルタン投与が血糖値と体重に与えた影響：単施設後方視的検討．糖尿病 66：593-600, 2023

II 薬物療法のトラブル

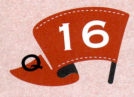

Q16
70歳代男性の患者さんがインフルエンザになり食事を摂れなくなりました．しかし，糖尿病経口薬をすべて服用していたため3日目に意識障害で救急搬送されました．どのように説明しておくべきだったのでしょうか？

ANSWER

- 糖尿病の患者さんが治療中に，発熱，下痢，嘔吐をきたし，あるいは何らかの病気により食欲不振となったときのことを「シックデイ」（体調の悪い日）といいます．

- シックデイの際に糖尿病経口薬をすべて服用してしまうと，低血糖やアシドーシスで重症化してしまうリスクが高まりますので，糖尿病薬の服用に特別な注意を払うよう常日頃から説明しておくようにしましょう．

- シックデイ時の家庭での対応方法「シックデイルール」について相談して，対処方法，薬の服薬方法をあらかじめ決めておきましょう．

- 高齢者糖尿病で認知機能が低下しているケースでは，本人にいくらシックデイについて説明していても対処できないことがあります．周囲の支援できる人にもシックデイルールについて説明しておきましょう．

解説

意識障害で救急搬送になる原因

シックデイの際に経口糖尿病薬をすべて服用してしまい，意識障害で救急搬送となるケースは何が起きていると考えられるでしょうか？ 最も考えられることとしては，重症低血糖が危惧される薬剤（インスリン製剤，スルホニル尿素（SU）薬，グリニド薬など）を服用しているのにもかかわらず，食事がわずかしか摂れず重症低血糖にいたってしまったという病態です．「高齢者糖尿病診療ガイドライン2023」には高齢者糖尿病の血糖コントロール目標が記載されています（p.41，Q10 図1参照）[1]．重症低血糖が危惧される薬剤を具体的に挙げて，HbA1cの下限値まで設定されています．普段から患者さんの特徴・健康状態を把握してどれくらいリスクがあるのかを理解しておきましょう．普段は，血糖マネジメントのためにSU薬やグリニド薬を使用せざるを得ない患者さんもいます．リスクの高い患者さんについては重点的にシックデイの説明をしておく必要があるといえます．

たとえ重症低血糖が危惧される薬剤を服用していなくても，シックデイの際に意識障害をきたして搬送されることが起きえます．稀ではありますが，メトホルミンを服用している患者さんでは，シックデイで脱水となり腎機能が低下すると乳酸アシドーシスのリスク

Ⅱ. 薬物療法のトラブル

が高まります．また，近年使用が増えている SGLT2 阻害薬は，シックデイの際にケトーシスに注意を必要とする薬剤です．重症化すると，血糖値は著しい高値や低値を示していないのにもかかわらず，ケトアシドーシスまで進行してしまう「正常血糖ケトアシドーシス」が報告されており注意が必要です．

• シックデイルールの説明

シックデイ時に行動することを，たとえば以下のように箇条書きで患者さんにわかりやすく説明しておきましょう．

①十分な水分を摂取して脱水を防ぐように努力する．
②日頃食べ慣れていて口当たりがよく消化のよい食物（スープ，おかゆ，麺類，ゼリー，果物など）をできるだけ摂取して絶食とならないようにする．
③38℃以上の発熱や消化器症状が強い状態が続くとき，24時間にわたって経口摂取ができないあるいは著しく少ないとき，意識状態の変化がみられたときは，我慢せず医療機関を受診する．受診の際は薬手帳を持参する．

• シックデイの際の経口糖尿病薬について

まず，現在使われている経口糖尿病薬の低血糖リスクと，特徴的な副作用について確認しておきます（**表 1**)[2]．
そのうえで各薬剤についての中止や服用の目安を患者個々の状況に合わせて決めておきましょう[3]．
①**インクレチン関連薬（DPP-4 阻害薬と GLP-1 受容体作動薬）**のシックデイ時の中止についてはコンセンサスが得られていません．しかし低血糖リスクは低く，腎機能低下時に服用できる薬剤も多い点で比較的安全性が高い薬剤です．消化器症状が軽度であれば，「食事がいつもの○○割くらい摂れていたら継続」と設定しておくことも可能でしょう．GLP-1 受容体作動薬は食欲抑制作用の観点から，消化器症状があるときは中止しておくほうが安全であると考えられます．
②**ビグアナイド薬**は腎機能低下に注意を要する薬剤であり，乳酸アシドーシスのリスクとなり，下痢などの消化器症状に注意を要する薬剤なので中止とします．
③**SGLT2 阻害薬**は，低血糖リスクは低いですが，糖質摂取が低下すると「正常血糖ケトアシドーシス」のリスクが高まりますので中止とします．中止したとしても，しばらく尿糖排泄が続く場合があるため，できるだけ継続して水分と糖質を摂るように説明しておきます．
④**SU 薬**は，低血糖リスクが「高」に分類されています．**グリニド薬**も「中」に分類されているため注意を要します．病状により薬の調整が必要なため医療機関に連絡することが望ましいと考えられます．診察時の状態によって減量，中止を判断します．

QUESTION 16

表1　糖尿病薬の低血糖リスク，腎機能における注意，特徴的な副作用

考慮する項目	DPP-4阻害薬	ビグアナイド薬	SGLT2阻害薬	スルホニル尿素(SU)薬	α-グルコシダーゼ阻害薬	チアゾリジン薬	速効型インスリン分泌促進薬(グリニド薬)	GLP-1受容体作動薬	イメグリミン
低血糖リスク(単剤において)	低	低	低	高	低	低	中	低	低
腎機能	一部の腎排泄型薬剤では減量要	腎障害例では減量要 重篤な腎機能障害では禁忌	重篤な腎機能障害では効果なし	要注意(低血糖)重篤な腎機能障害では禁忌		重篤な腎機能障害では禁忌	要注意(低血糖)ナテグリニドは重篤な腎機能障害では禁忌	エキセナチドは重篤な腎機能障害では禁忌	eGFR45mL/分/1.73 m²未満には非推奨
特徴的な副作用	水疱性類天疱瘡間質性肺炎	消化器症状乳酸アシドーシスビタミンB₁₂欠乏(長期服用例)	尿路・性器感染症正常血糖ケトアシドーシス	血球減少再生不良性貧血	肝機能障害消化器症状(特に腹部膨満)	浮腫骨密度低下膀胱がんのリスク(長期服用例)	肝機能障害	消化器症状急性膵炎胆石胆嚢・胆管炎	消化器症状

（日本糖尿病学会：コンセンサスステートメント策定に関する委員会「2型糖尿病の薬物療法のアルゴリズム（第2版）」.
糖尿病 66（10）：715-733, 2023 の別表より抜粋）
本表は，原典に掲載された主表をもとに編集されています．主表の内容は原典をご確認ください．

⑤**αグルコシダーゼ阻害薬**は，消化器症状に注意を要する薬剤なので消化器症状が強いときは中止します．

⑥**チアゾリジン薬**は短期間の中止で血糖値が大きく変動しないと考えられるため，シックデイの間は中止することが可能と考えられます．

⑦**イメグリミン**はシックデイ時の対応について明確ではありませんが，メトホルミンと類似の化合物で消化器症状に注意が必要な薬剤であり，腎機能障害時は排泄遅延すると考えられるため，中止が望ましいと考えられます．

● 高齢者の認知機能に配慮したシックデイの説明

　今回例示した症例は70歳です．70歳といっても認知機能はさまざまです．「高齢者糖尿病の血糖コントロール目標」（p.41，Q10 図1参照）では，高齢者の患者の特徴・健康状態についてカテゴリー分類されています．カテゴリーⅡやⅢの患者にシックデイの説明を一度に口頭で行っても，シックデイの際に実際に対応するのは難しいと考えられます．患者の状態に合わせて，家族や介護支援者へもシックデイ時の対応について説明をしておく必要があると考えられます．特に認知機能が低下した患者には，シックデイの際にはできるだけ早期に医療機関を受診するよう説明しておきましょう．

（元山宏華）

Ⅱ．薬物療法のトラブル

文献

1) 日本老年医学会・日本糖尿病学会 編・著：高齢者糖尿病診療ガイドライン 2023，南江堂，2023
2) 日本糖尿病学会：コンセンサスステートメント策定に関する委員会「2型糖尿病の薬物療法のアルゴリズム（第2版）」．糖尿病 66（10）：715-733，2023
3) 日本糖尿病学会 編・著：糖尿病における急性代謝失調・シックデイ（感染症を含む）．糖尿病診療ガイドライン 2024，南江堂，459-460，2024

Ⅱ 薬物療法のトラブル

Q17

80歳代男性の患者さん，独居．内服薬が合計15種類．処方のときはいつも「赤いのが10個，白いのが22個，青いのが8個あまっているので減らしてほしい」と訴えていて，毎回残る薬がバラバラです．どう対応したらいいですか？

ANSWER

- 患者は薬が多くて管理ができず，ポリファーマシー状態により薬剤による不利益が有益を上回る可能性が考えられ，薬剤の再アセスメントが求められます．
- まず，ポリファーマシーに関連した問題点（例えば同効薬剤の重複処方，薬剤有害事象の存在など）を確認します．
- 推奨される使用法か，効果はあったのか，非薬物療法で代替可能か，最も有効な薬剤に集約できるかなどの視点で再検証します．
- 合剤や服薬回数の少ない薬剤に切り替える，1包化する，自宅環境（カレンダー配薬や薬ケースの利用）といったアドヒアランス改善のための工夫を検討します．
- 多病複数医療機関受診や処方カスケードが存在する場合，多職種，複数の医療機関の情報共有を行います．
- ひとりで孤立している場合，家族や訪問看護など介護支援者について検討します．

解 説

・ポリファーマシーとは？

　ポリファーマシーとは，薬の数としての「量的」な視点と，薬の内容に注目する「質的」な視点で定義されることが多く，多剤併用を悪いこととしているのではなく薬物との因果関係がはっきりしないものを含め，薬物を投与された患者に生じたあらゆる好ましくない，意図しない微候，症状，または病気のことを指します[1]．

・ポリファーマシー状態により生じるリスク

　ポリファーマシー状態では薬の副作用や転倒などといった有害事象の発生リスクが上昇し，ひいては患者の予後を悪化させるリスクが考えられます．さらに，アドヒアランス悪化により，もともと期待していた薬の効果が得られないといった問題点が予想されます．

Ⅱ．薬物療法のトラブル

表 1　糖尿病薬の有害事象視点から再アセスメント

有害事象	原因となり得る糖尿病薬
低血糖	インスリン，スルホニル尿素（SU）薬，グリニド薬
転倒，骨折	チアゾリジン誘導体，SU 薬，グリニド薬
体重減少，フレイル	メトホルミン，GLP-1 受容体作動薬，SGLT2 阻害薬
体重増加	インスリン，SU 薬，チアゾリジン誘導体
心不全，浮腫の悪化	チアゾリジン誘導体
胃腸障害	メトホルミン，GLP-1 受容体作動薬，α- グルコシダーゼ阻害薬（α-GI）
尿路感染症	SGLT2 阻害薬

（千葉優子：高齢者糖尿病患者の薬物療法：多剤併用への対応のコツ．内科 126：613-616, 2020，小島太郎ほか：薬物療法の見直しと調整（ポリファーマシーへの介入）．Geriat Med 58：763-767, 2020 を参考に作成）

● このような症例に対する対策 → 薬剤の再アセスメント

　　ポリファーマシー状態における薬剤の再アセスメントのプロセスとして，薬物有害事象の有無，薬物相互作用の有無，服薬困難の有無，同効薬の重複の有無，最も有効な薬剤に集約できるか，腎機能低下により薬物動態からみてオーバードーズとなっていないか，処方意図が不明な薬剤の有無，ガイドラインに沿った推奨されている使用法か，効果はあったのか，期待した効果よりもデメリットが上回っていないか，患者の期待と薬剤の実際の効果が乖離してないか，などの視点で再アセスメントを行います．**表 1**[2,3] に糖尿病薬について有害事象を基にした再アセスメントの例を示します．

● 非薬物療法で代替可能か？

　　表 2 に薬物療法に頼らず非薬物療法で代替あるいは減薬できるか検討する事象例を挙げます．非薬物療法を検討することにより薬剤以外の選択肢を模索します[4]．

● アドヒアランス改善のための工夫例

　　この症例では，毎回残る薬がバラバラになっています．前述のアセスメントで薬剤の再評価・減薬ができたら，次に**表 3**[5] のようにアドヒアランスを改善するために工夫ができないか検討します．

● 多病複数医療機関と処方カスケード対策のための医療機関間の情報共有

　　ポリファーマシーの発生母地として，多病による複数医療機関・複数診療科受診および処方カスケードの発生が考えられます．例えば患者が胃痛にて A 医療機関から胃薬を処

表2　症候とそれに対して処方されている薬剤，検討される代替の非薬物療法

症候	薬剤	代替の非薬物療法
浮腫	利尿薬	減塩，運動，弾性ストッキング，マッサージ
慢性疼痛	鎮痛薬	運動，マッサージ，認知行動療法，鍼灸，超音波
高血圧	降圧薬	減塩，運動，体重減量，睡眠，禁煙，節酒
不眠	睡眠薬	睡眠衛生指導：運動，生活リズム，ブルーライトを避ける
めまい，ふらつき	抗めまい薬	めまい体操，リハビリ，レジスタンス運動
認知症	抗コリン薬，抗精神病薬	運動，身体活動プログラム，日内リズム環境調整，マッサージ，音楽療法，ペットセラピー

表3　服薬アドヒアランスをよくするための工夫

服薬数を少なく	降圧薬や胃薬など同薬効2〜3剤を力価の強い1剤か合剤にまとめる
服用法の簡便化	1日3回服用から2回あるいは1回への切り替え 食前，食直後，食後30分など服薬方法の混在を避ける
介護者が管理しやすい服用法	出勤前，帰宅後などにまとめる
剤形の工夫	口腔内崩壊錠や貼付剤の選択
一包化調剤の指示	長期保存できない，途中で用量調節できない欠点あり 緩下剤や睡眠薬など症状によって飲み分ける薬剤は別にする
服薬カレンダー，薬ケースの利用	

（日本老年医学会 編：改訂版　健康長寿ハンドブック　実地医家のための老年医学のエッセンス，日本老年医学会，154，2019 より）

方され，腰痛にてB医療機関を受診したところ鎮痛薬と胃薬を処方され，頻尿にてC医療機関を受診して前立腺肥大症の薬を処方された際に，たまたま訴えた便秘に対して便秘薬を処方され，再びA医療機関を受診したときにも便秘を訴えてA医療機関からも便秘薬が処方される，といった「同効薬剤重複のポリファーマシー」が生じてしまうことがあります．

　また，例えばA医療機関を痛みで受診し鎮痛薬が処方され，鎮痛薬による胃痛の有害事象が生じて消化器内科を受診し胃薬が処方されたが，腎機能低下の基礎疾患があったため腎排泄性の胃薬による有害事象として肝障害が生じ，C医療機関で肝障害が指摘されて肝臓庇護薬が投与される，といった「ある医療機関で処方された薬剤の有害事象を，別の医療機関の処方薬で対症療法しようして薬剤が積み上げられていく処方カスケード」によるポリファーマシーが生じることがあります．薬剤師も介入して患者の服薬を薬手帳で確認し，このようなポリファーマシーの背景の有無を確認し，薬剤の再アセスメントを行って医療機関間の情報共有を行い対策することが重要です．

Ⅱ．薬物療法のトラブル

● 減薬と診療報酬

　令和 2 年度の診療報酬改定による，薬剤総合評価調整管理加算が改定され，6 種類以上の内服薬を処方されている入院患者に対して，多職種によるカンファレンスで薬剤を総合的に評価して見直すことで 100 点が加算できるようになっています．本加算では，2 種類以上の内服薬が減薬となった場合はさらに 150 点加算ができます．ポリファーマシー対策には時間と労力が必要です．このようなインセンティブ制度も利用して対策を推進していくといいでしょう．

（元山宏華）

文献

1）吉田英人：ポリファーマシー．総合診療 30：1496-1499，2020
2）千葉優子：高齢者糖尿病患者の薬物療法：多剤併用への対応のコツ．内科 126：613-616，2020
3）小島太郎ほか：薬物療法の見直しと調整（ポリファーマシーへの介入）．Geriat Med 58：763-767，2020
4）酒美英太 企画：特集　ポリファーマシーを回避する非薬物療法のススメ．総合診療 30：10，2020
5）日本老年医学会 編：改訂版　健康長寿ハンドブック　実地医家のための老年医学のエッセンス，日本老年医学会，2019

Ⅱ 薬物療法のトラブル

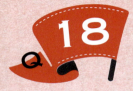

やせ型の60歳代女性の患者さん，HbA1c 12%．インスリン強化療法［リスプロ（6.4.6）グラルギン（0.0.4）］を行っていますが，低血糖がこわい，といってインスリンの増量には納得してもらえません．どう対応したらいいですか？

ANSWER

- 低血糖症状について，年齢などにより感知力が鈍くなったり，逆に高血糖状態が続くと，正常なレベルでも症状を自覚する場合がありうることを理解していただきます．
- 低血糖が本当に起きているのか，血糖自己測定（SMBG）や持続血糖モニター（CGM）を使って，血糖値の日内変動を確認します．
- 血糖値のプロファイルを確認したうえで，インスリン以外の選択肢も含めて，低血糖リスクを軽減し，かつHbA1cを改善できる処方を考えます．

解 説

● 低血糖症状について正しく理解していただく

　低血糖の身体症状を正しく理解してもらうことは大切です．図1に示すように，おおむね70 mg/dL以下で異常な空腹感，冷や汗，動悸などの症状が現れます[1]が，すべての人がこのとおりとは限りません．高齢になるほど感知できる閾値は低下します[2]．また繰り返す重症低血糖により低血糖の感知力は鈍くなると考えられています[3]．逆に高血糖状態が長期間続くと閾値は上昇すると考えられます．わかりやすく説明すると，脳が高血糖に慣れてしまって健常人なら低血糖と感じないレベルでも身体症状を自覚する場合があるということです．強い空腹感や動悸，発汗があり，これは早く補食をと思ったものの実際の血糖値は正常域というのは，起こりうる状況です．低血糖恐怖症と決めつける前に，患者さん自身は症状を自覚している可能性もあると考えてみましょう．

● 低血糖が本当に起きているか確認する

　低血糖が実際に起きているのかどうか確認してみましょう．HbA1cが12%だからといって，低血糖が起きていないという保証にはなりません．図2に示すように，重症低血糖で搬送された糖尿病患者のなかにも，少なからずHbA1c 10%以上の症例が含まれています[4]．1日の血糖変動のなかでピークが高く，限られた時間帯で低血糖の域に達していながらHbA1cが高値というのはありうることです．この患者さんはSMBGを行っているで

Ⅱ. 薬物療法のトラブル

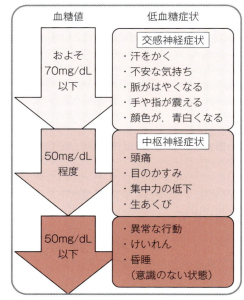

図1 低血糖と身体症状

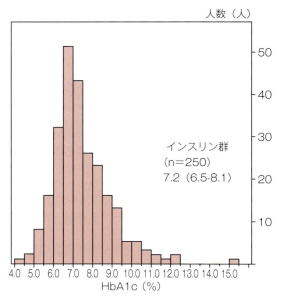

図2 重症低血糖を起こしたインスリン治療糖尿病患者のHbA1c分布

（日本糖尿病学会：糖尿病治療に関連した重症低血糖の調査委員会報告．糖尿病60：826-842，2017より）

しょうか．もし行っているのなら自身が低血糖症状を自覚したときに血糖測定をしてもらいましょう．ただし低血糖を恐れる心理状況では「そうかもしれない」と感じたときに糖質を口にしてしまいがちです．その一瞬を我慢して先に血糖測定をして真実の低血糖である証拠をつかみましょう，と患者さんを説得します．もし本当に低血糖が起きているのなら，HbA1cが12％なのでインスリン増量という短絡的な発想は危険な思い込みになりかねません．

　患者さんがSMBGをしていないか，そのタイミングでは測れないといわれたら，そんなときこそCGMです．flash glucose monitoring（FGM）ではスキャンしなければ一定時間でデータが消えてしまいますので，この場合CGMのほうが目的にかなっているでしょう．低血糖を自覚した，あるいは低血糖予防のために補食をした時間は必ずメモをしてもらいます．日内変動の結果を2週間確認できれば，患者さんの訴えが本当に低血糖によるものなのか，そうでないのか判別できるはずです．

● インスリン以外の処方も模索する

　仮にこの人が他の医療機関から転院してきた初診の患者さんだったとします．第一印象として，何故に低用量の頻回インスリン注射療法なのか？　という点に引っかかりを感じます．現状より低血糖リスクの低い処方を模索してはどうでしょうか．2型であれば経口

薬の併用が有効かもしれません．インスリンに比較して低血糖を起こしにくい経口薬はいくつもあります．夕食前4単位の持効型インスリンを，メトホルミンあるいはDPP-4阻害薬に置き換えてみたらどうでしょうか．それでHbA1cに変わりがないとしても，低血糖リスクはぐっと下がります．さらに食前のリスプロの注射タイミングは食後の血糖ピークを抑えるのに適切でしょうか．インスリン作用の発現時間が食後血糖のピークとマッチしていないと，食後低血糖の原因になりえます．食直前に注射しているなら15分前にタイミングを変えてみる，あるいはリスプロに添加剤を加えて効果時間を早くしたルムジェブ®などへの置き換えも検討してみるとよいでしょう．血糖モニターによりプロファイルを確認したうえで，現状より低血糖リスクを軽減し，かつHbA1cの改善が可能な処方を検討すべきと考えます．

　以上の精査，検討を行ったのちに，高血糖是正の最良の手段がインスリン療法の強化と判断できれば，患者さん同意のうえで増量に踏み切りましょう．

（渡辺伸明）

文献

1）日本糖尿病学会 編・著：糖尿病治療の手びき 2023．南江堂，2023
2）Matyka, K et al：Altered hierarchy of protective responses against severe hypoglycemia in nomal aging in healthy men. Diabetes Care 20：135-141, 1997
3）Frier, BM et al：Hypoglycaemia in diabetes mellitus：epidemiology and clinical implications. Nat Rev Endocrinol 10：711-722, 2014
4）日本糖尿病学会：糖尿病治療に関連した重症低血糖の調査委員会報告．糖尿病 60：826-842，2017

II 薬物療法のトラブル

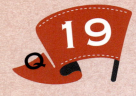

Q19 罹病歴1年，30歳代男性の患者さん，アルコール多飲，やせ型でグリメピリド1 mgを服用しています．インスリン グラルギンが開始になってHbA1c 12%が7.2%に改善しましたが，両下肢にビリビリする痛みがでてきて，「インスリンのために足が悪くなった」と怒っています．どう対応したらいいですか？

ANSWER

- 両足の痛みは，インスリンが原因ではなく，その前に著明な高血糖が続いていたことが問題です．
- 末梢神経障害による痛みであり，良好なHbA1c値を維持することでよくなることを説明し励まし続けます．
- 十分な疼痛治療を行うことで患者さんとの信頼関係を築き，糖尿病治療へのモチベーションを維持することも大切です．
- HbA1c値が著しく高値の患者さんでは，治療開始時に糖尿病治療誘発性神経障害（TIND）の発症リスクを説明しておくことが大切です．

解 説

● 糖尿病治療誘発性神経障害（TIND）とは

　糖尿病治療誘発性神経障害（treatment-induced neuropathy of diabetes：TIND）は，著しい高血糖状態で経過していた患者に対し，短期間で急速に血糖値が是正された際，四肢〜体幹におよぶ激しい痛みや痛覚過敏，アロディニア（異痛）を発症する病態です．古くはインスリンによる高血糖是正が誘因と考えられ，インスリン神経炎とよばれていましたが，インスリン治療者に限らず，経口血糖降下薬や食事療法による短期間での血糖是正によっても発症することが報告されるようになり，治療後有痛性神経障害（post-treatment painful neuropathy）とよばれてきました．糖尿病に関わる医療者にはこの病名がよく知られていますが，最近はTINDとよばれています[1]．TINDは欧米では稀といわれますが，血糖マネジメント後に急速に進展する網膜症と同様，教育入院や術前血糖是正が日常的に行われるわが国では決して稀ではありません．

　TINDの発症要因として，糖尿病治療法によらず，血糖是正のスピード，あるいは結果的なHbA1cの降下度が重要と考えられています[1]．病態機序は，傷害神経軸索の再生に伴う神経発芽部位での自然発火説，血糖マネジメント改善（特にインスリン投与）による

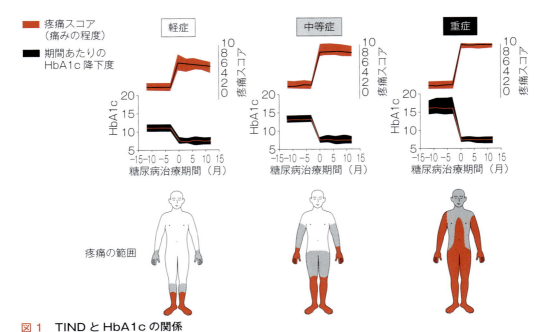

図1 TINDとHbA1cの関係
(Gibbons, CH et al：Treatment-induced neuropathy of diabetes：an acute, iatrogenic complication of diabetes. Brain 138：43-52, 2015 より)

下肢の動静脈シャント開大に伴う神経組織内虚血説，ミトコンドリア遺伝子異常説などが報告されていますが，真の発症原因は未だに不明です．

• TINDの臨床症状

　TINDでは，主に太い大径神経線維の機能をみるアキレス腱反射や振動覚検査，神経伝導検査で異常を認めなくとも，痛みを伝える細い小径神経線維の障害が生じます．疼痛は主に下肢にみられますが，重症例では全身におよびます．同じ小径神経線維障害として自律神経障害を伴う症例が多く，その程度は無症候・無症状から陰萎（erectile dysfuncion：ED）や起立性低血圧を伴う症例までさまざまです．ほとんどのTINDで疼痛による食欲低下，不眠のため体重減少がみられ，しばしばうつ状態を伴い，患者の生活の質（QOL）は著しく損なわれます[2]．期間あたりのHbA1c降下度が大きいほど疼痛スコアは高くなり，疼痛の程度と範囲も拡大することが報告されています（図1）[1]．TIND発症を予見することは困難ですが，糖尿病治療開始時点でのやせと糖尿病性神経障害の有無が鑑別点になる可能性が報告されています[3]．

Ⅱ．薬物療法のトラブル

● TIND の治療と療養支援

TIND 寛解のためには，せっかく改善した血糖マネジメントを維持することが大前提となります．そのうえで疼痛に対して十分な対症療法を行い，糖尿病治療そのものに対するモチベーションを低下させないことが重要ポイントとなります．

TIND の疼痛治療は，米国糖尿病学会（ADA）のアルゴリズム[4]に準じて行います．第一選択薬は，① Ca^{2+} チャネル $\alpha_2\delta$ リガンド（プレガバリン，ミロガバリン），②セロトニン・ノルアドレナリン再吸収阻害薬（デュロキセチン），③三環系抗うつ薬（アミトリプチリン）で，いずれかを初期用量で開始し効果と副作用を確認しながら漸増します．三環系抗うつ薬は重篤な副作用も多く，特に自律神経障害を伴いやすい TIND ではコストの問題がなければ①か②の選択が妥当と思われます[5]．常用量で効果不十分な場合，作用機序の異なる他の第一選択薬併用が推奨されます．それでも効果不十分な場合，弱オピオイドを追加するか，ペインクリニックに紹介します．しかしながら，最近のオピオイドクライシス問題を背景に，ADA は弱オピオイドの安易な投与は避けるべきであると警告しています．

TIND の疼痛は通常の糖尿病性神経障害で生じる慢性疼痛に比べて激烈で，治療に難渋することが少なくありません．疼痛遷延により抑うつや心因，社会的要素も加わり難治化するため（痛覚変調性疼痛），スピーディーな介入が必要とされます．わが国では Na^+ 遮断薬のメキシレチンも糖尿病神経障害に伴う疼痛に保険適用があるので，疼痛の急性期には第一選択薬との併用投与を考慮します[5]．なお，飲酒は一時的に疼痛を軽減させても，長期的には神経障害を助長し，喫煙は末梢循環障害により神経障害を助長するので，できるだけ避けるよう支援します．

HbA1c が著しく高値の場合，HbA1c 値をゆっくりと低下させるのは困難なことが局面的にも結果的にも（術前など）少なくありません．HbA1c 高値の患者さん（特に未治療例や治療中断例）では，治療開始時に，TIND の病態と発症リスクについて，不幸にして発症しても多くは治癒することなどを説明しておくことが大切です．併せて眼科紹介・連携し網膜症の初期増悪にも配慮することが必要です．

（出口尚寿）

文献

1) Gibbons, CH et al：Treatment-induced neuropathy of diabetes：an acute, iatrogenic complication of diabetes. Brain 138：43-52, 2015
2) 高橋良当ほか：糖尿病における治療後有痛性神経障害 86 例の病態．糖尿病 41：165-170，1998
3) 井上幸子ほか：糖尿病治療により増悪した糖尿病性有痛性神経障害の検討．糖尿合併 3：72-77，1990
4) Pop-Busui, R et al：Diabetic neuropathy：a position statement by the American Diabetes Association. Diabetes Care 40：136-154, 2017
5) 出口尚寿：症例から考える合併症管理の戦略　有痛性神経障害の症例．徹底解説！ 糖尿病合併症 管理・フォローアップ—包括的治療のポイント，麻生好正 編，文光堂，155-157，2021

II 薬物療法のトラブル

Q20 罹病歴25年．やせ型の60歳代女性の患者さん．HbA1c 13%で紹介され，インスリン強化療法を開始し，HbA1c 7.5%にまで改善しましたが，「右目がぼやけてみにくい」といってきました．どう説明したらいいですか？

ANSWER

- インスリンによる治療強化が視力低下の原因ではなく，長期間高血糖状態で経過していた影響が大きいです．
- 今，みえにくくなっていても，血糖のよい状態を維持することで，将来的に利点が多いです．
- 眼科を頻回に受診しながら，低血糖に十分注意して糖尿病治療を続けていくことが大切です．
- HbA1c高値かつ中等症以上の網膜症が存在する場合，網膜症の悪化を想定した内科・眼科連携が必須です．
- 網膜症が非増殖性変化までであれば，急速に血糖が是正されても網膜症の進行はほぼありません．

解説

● 糖尿病網膜症の早期悪化（EWDR）

厳格な血糖マネジメントにより網膜症の発症進展が抑制されることは，大規模臨床試験の結果，揺るぎないエビデンスとして確立されています．一方で，血糖値の急速な是正による糖尿病網膜症の早期悪化（early worsening of diabetic retinopathy：EWDR）は，糖尿病治療における重要かつ悩ましい課題です．EWDRに関して内科と眼科の共通理解があったとしても，急速な血糖是正は完璧に回避できるものではありません．治療に対する患者の反応性やHbA1c値の改善度は予測不可能ですし，インスリン，経口血糖降下薬，食事・運動療法などの手段を駆使しても，血糖是正のスピードを自在にマネジメントするのは至難の業だからです．増殖前糖尿病網膜症（preproliferative diabetic retinopathy：PPDR），増殖糖尿病網膜症（proliferative diabetic retinopathy：PDR）症例や，低血糖を頻発する症例では，眼科の診察機会を逸すると網膜症進展の可能性がきわめて高くなるため，糖尿病治療開始初期は頻回の眼科受診を指示し，眼底所見の変化を早期に捉え，必要があれば内科的治療に加えて眼科的治療を行い，内科，眼科が連携し双方から頻回受診を促す必要があります[1]．

Ⅱ. 薬物療法のトラブル

EWDR の病態機序

血糖値の急速な是正により EWDR が発症するメカニズムの全容はまだ解明されていません. 網膜症の発症進展には血管内皮増殖因子（vascular endothelial growth factor：VEGF）をはじめ[2], いくつかの血管透過性亢進因子や血管新生増殖因子の発現亢進が関与することが知られています[3]. 高血糖の長期持続, 急激な血糖是正時, 低血糖頻発により, 血漿粘度増加, 血液凝固能亢進, フィブリノゲン増加, 線維素溶解能低下, 赤血球・白血球変形能低下, 血小板凝集能・粘着能亢進が生じ, 網膜内細小血管において微小血栓形成や血液レオロジー低下が惹起され, 虚血や血管透過性亢進が生じて網膜出血が促進されます[1].

急速な血糖是正後にみられる EWDR のリスク因子

1980 年から 2016 年までの文献を対象としたシステマティックレビューでは[4], 糖尿病治療開始前の高血糖への累積的曝露が EWDR 発症の決定的要因であると報告され, EWDR のリスク因子として治療開始時の HbA1c 高値, 血糖値の大幅な低下, 糖尿病罹病期間, 治療開始前の網膜症重症度や黄斑浮腫の存在が挙げられています. 長期にわたる未治療糖尿病患者において, 集中的な糖尿病治療を行う際には特に注意が必要であり, 網膜検査を慎重に行い, PPDR 以上の網膜症患者には迅速な汎網膜光凝固療法が推奨されます（図 1）. 網膜症なし, または軽症の患者さんでは, 症状の悪化は一時的であり, 18ヵ月以内に改善することが一般的です. インスリン療法など治療強化による長期的な利益は EWDR リスクを大きく上回りますが, 進行した網膜症を有する患者さんでは注意が必要で, 過去に網膜症を患った患者さんでは EWDR および不可逆的な病変の出現リスクがほぼ 2 倍であったと報告されています[4].

なお, HbA1c の減少速度や大きさを制御することで EWDR のリスクが減少するというエビデンスはありませんが, プライマリケア領域の患者データベースを利用した最近のリアルワールド研究の結果, 非増殖性糖尿病網膜症（nonproliferative diabetic retinopathy：NPDR）患者では EWDR を発症するリスクは高くなく, NPDR であれば HbA1c の急速な低下は網膜症の進行と関連しないことが示されました[5].

EWDR 防止のための内科・眼科連携と対策

すべての糖尿病患者について, 治療開始時〜開始後早いうちに眼科に紹介し, 眼底所見の把握に努めるべきです. 特に糖尿病罹病期間や高血糖曝露期間の長い患者さん（未治療者, 治療中断者を含む）では細心の注意を払う必要があります. このような患者さんの血糖是正は, まず低血糖を避けることが重要で, 血糖是正には半年程度の期間をかけて行うことが望ましいとされます. 血糖変動の縮小（良質な血糖コントロール）にも努め, 血圧,

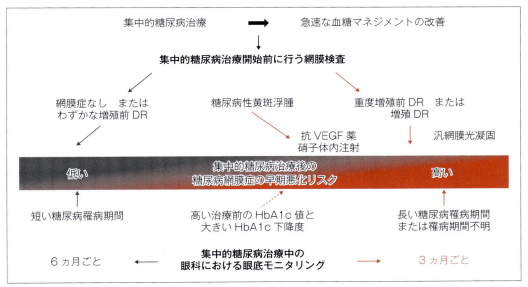

図1 集中的な糖尿病治療中の望ましい眼底モニタリングと治療指針

DR：diabetic retinopathy
(Feldman-Billard, S et al：Early worsening of diabetic retinopathy after rapid improvement of blood glucose control in patients with diabetes. Diabetes Metab 44：4-14, 2018 より)

脂質管理と，ストレスなど外的要因除去にも配慮します[1]．

眼科的には，頻回の眼底検査，網膜症変化の早期診断（蛍光眼底造影），薬物療法（血管強化薬，循環改善薬，血小板凝集抑制薬など），早期の予防的網膜光凝固術が行われ[1]，黄斑症を伴う症例では抗 VEGF 薬硝子体注射が検討されます（図1）[4]．特に低血糖を繰り返す患者さんではより密な内科・眼科連携が重要になりますが，内科・眼科連携のためには糖尿病連携手帳や糖尿病眼手帳を介した診療情報交換が有効です．

(出口尚寿)

文献

1) 船津英陽：血糖コントロールの指標からみた網膜症．眼科 36：765-779, 1994
2) Aiello, LP et al：Vascular endothelial growth factor in ocular fluid of patients with diabetic retinopathy and other retinal disorders. N Engl J Med 331：1480-1487, 1994
3) Duh, EJ et al：Diabetic retinopathy：current understanding, mechanisms, and treatment strategies. JCI Insight 2：e93751, 2017
4) Feldman-Billard, S et al：Early worsening of diabetic retinopathy after rapid improvement of blood glucose control in patients with diabetes. Diabetes Metab 44：4-14, 2018
5) Simó, R et al：Rapid reduction of HbA1c and early worsening of diabetic retinopathy：a real-world population-based study in subjects with type 2 diabetes. Diabetes Care 46：1633-1639, 2023

Ⅱ 薬物療法のトラブル

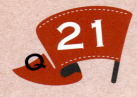

Q21
2型糖尿病の40歳代男性の患者さん．仕事上，外食や飲み会もあるそうです．患者さんから「焼き肉とか宴会のときはインスリンはどうしたらいいですか？帰ってから打ってもいいですか？」と相談されました．どのようにアドバイスしたらいいですか？

ANSWER

- 壮年期である患者さんは社会的役割を担っており，仕事上のつきあいで食事療法を優先することは難しいですが，最善の血糖コントロールを目指します．
- 外食メニューの特徴を指導します．

解　説

● 料理の特徴とインスリン

　糖尿病と診断されると，食事や身体活動，薬物療法（インスリン注射など）など新たな生活パターンの構築が必要となります．糖尿病療養中の心理として治療行動より仕事を優先する傾向にある壮年期の2型糖尿病患者に対しては，職場での人間関係構築に影響をおよぼすこと（スティグマ）なく糖尿病と就業が継続的に両立できるよう指導していきます．そのためには，患者さんの価値観やニーズ，社会的，経済的，文化的背景を考え支援していくことが大切になります．

　今回の事例のように焼き肉は，たんぱく質，脂質が多く，肉に含まれる炭水化物は1％程度ですので，肉中心で食べると数時間後より血糖が上がり，長時間血糖値が高くなることが予測されます（表1）．そのため，空腹時にインスリンを打つと低血糖となる可能性があるため食直前に打つとよいでしょう．打ち忘れた場合は，安易にインスリンを打つと思わぬ低血糖を引き起こす場合があります．基本的には次の食事まで様子をみます．また，超速効型，速効型インスリンを打つタイミングに注意する料理にフルコース料理があります．最初に野菜中心の前菜からはじまり，魚や肉，最後はご飯やデザートが出ます．一品一品時間をあけて運ばれ，食事時間も長くなります．また，油を多く使用するため糖の吸収に時間がかかり，血糖上昇は抑えられ最後までおいしく食べられる工夫がされています．インスリンを打つタイミングとして主食（炭水化物）を食べるときが目安となります．パンが合間で頼めるのかも含めて，コースメニューを事前に確認することを勧めましょう．

　外食時のインスリンについては，患者さんの糖尿病の状態，インスリンの種類や料理の特徴を理解し打つタイミングを指導しましょう．

　外食メニューは一般に高カロリー，野菜が少なく炭水化物や脂質が中心の料理が多く味

QUESTION 21

表1　3大栄養素が血糖値に反映する時間

炭水化物	食事開始後〜2時間以内
たんぱく質	食後3〜5時間
脂質	4〜10時間

　食後の血糖値は個人差もあるため外食時には食後や就寝前，翌朝など普段より血糖測定回数を増やしパターンを理解することも指導します.

も濃いです．バランスがわかりやすい外食メニューは，定食スタイルです．洋食や中華料理は肉料理が多く，油も多く使われています．洋食や中華料理より野菜が多く油の使用が少ないメニューなどが多い和食を選ぶことを勧めます．メニューの特徴や選択方法などの情報は検索すれば多くでています．2018年度から，「健康な食事・食環境」認証制度が始まり，認証を受けた店では，主食・主菜・副菜がそろった栄養バランスのとれた食事や，栄養情報が提示されており選択しやすくなりました.

● インスリンを打つタイミング

　外食時などにインスリンを打つことに対し，どのようなイメージがあるでしょうか．周りの人に伝え，打つことに抵抗がない患者さんは問題ありませんが，人の目が気になる患者さんもいます．インスリン注射をする場所として，他人からみられない場所である車内や，飲食店のトイレや洗面所を利用すると思います．その場合は料理が出るまでの時間を事前に尋ねることや，混み具合では料理が遅れることを想定して飲み物に糖分を含むものを選択することなど注意が必要となります.

　食事の席では，鞄やコートで隠して打つこともできます．直接服の上から大腿に打つ人もいますが，最近の針は4mmと短く布地によっては皮下に到達しない場合もあるため避けたほうがよいでしょう.

（中川美紀）

参考文献

1] 中尾友美ほか：就労している2型糖尿病患者の生活時間のマネジメントとQOLの関連　決定木分析を用いた検討. 日糖尿教育看会誌 25：1-9，2021
2] 日本糖尿病療養指導士認定機構 編・著：糖尿病療養指導ガイドブック2024，メディカルレビュー社，2024

Ⅱ．薬物療法のトラブル

 患者さんからの疑問にどう答える？

「食前薬をよく飲み忘れます．食後でもいいですか？」

- 糖尿病の薬には服用のタイミングを間違えると効果が得られない場合や，低血糖のリスクが高まる場合があります．
- 飲み忘れを防ぐ工夫を提案しましょう．
- それでも飲み忘れが多いようであれば主治医と相談し内服を変更し服用方法を統一することもあります．

　薬の飲み忘れを防ぐため一般的には食後の服用が多いですが，糖尿病薬の中には，「食前」や「食直前」に飲まないと低血糖を起こしてしまう薬や，効果が出ない薬があります．そのため服用のタイミングには注意が必要になります．

　患者さんには「食前」と「食直前」の違いや服用理由，薬の特徴について説明します．また，服用量やタイミングを間違えることがないよう，服用工夫や飲み忘れた場合の対応についても事前に話すことが大切になります．

　「食前」とは，食事の20～30分前，「食直前」とは，食事を摂る直前（5～10分前）を示します．

1. 食直前薬

種類	主な作用	使用上の注意
α-グルコシダーゼ阻害薬（α-GI）	小腸での糖質の消化，吸収を遅延させて食後の血糖上昇を抑制	α-グルコシダーゼ阻害作用により低血糖時，砂糖などの二糖類では十分な効果が得られないため，ブドウ糖などの単糖類で対処する
速効型インスリン分泌促進薬（グリニド薬）	膵β細胞からのインスリン分泌を促進し食後高血糖を抑制	服用時間が早すぎると低血糖をきたし食後では効果が半減するため服薬時間を守る

　この2種類の薬は指示された服用方法を守りましょう．

　うっかり飲み忘れる場合はあります．その対処方法を指導します．

- α-グルコシダーゼ阻害薬（α-GI）：食事中に飲み忘れに気づいたら，すぐに服用します．食後に気づいた場合は，その回の服用は避けましょう．
- 速効型インスリン分泌促進薬（グリニド薬）：飲み忘れに気づいても，その回の服用は避けましょう．飲み忘れたからと2回分服用することがないよう説明します．

COLUMN

2. 食前薬

種類	主な作用	使用上の注意
キネダック®（エパルレスタット）	糖尿病による神経障害による神経細胞へのソルビトール蓄積を抑える	・尿が黄褐色や赤色となるが血尿ではないことを伝える ・食後投与では吸収が低下し効果が下がる

・うっかり飲み忘れた場合は，食後でも服用しましょう．

3. 飲み忘れを防ぐ工夫

　お薬カレンダーやピルケースの使用など一目でわかる工夫や，スマホのアラーム機能，アプリを活用し飲み忘れを防ぐ方法があります．

　患者さんの年齢，社会的背景に加え，なぜ飲み忘れるのか話を聴き，可能な方法を一緒に考えましょう．飲み忘れる理由には，状態がよくなり服用が不要と思っていたり副作用が怖いなど患者さん特有の理由があるかもしれません．服用回数，服用時間が異なるなど複雑になるほど飲み忘れます．一包化や服用回数の見直しなど薬剤師，医師と相談しながらしっかりと内服が継続できるよう支援します．

(中川美紀)

参考文献

1] 日本糖尿病療養指導士認定機構 編・著：糖尿病療養指導ガイドブック 2024，メディカルレビュー社，2024
2] 日本糖尿病学会 編・著：糖尿病治療ガイド 2024，文光堂，2024

Ⅱ 薬物療法のトラブル

Ⅱ 薬物療法のトラブル

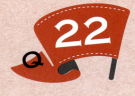

30歳代女性，1型糖尿病の患者さんが，診察室前で突然倒れました．そのときの血糖値が30 mg/dLでした．かなり血糖値が下がっても症状が出ないようです．予防方法などはありませんか？

ANSWER

- 無自覚性低血糖が疑われます．
- 血糖変動に伴う「その人特有の症状」に気づけるように，血糖変動と症状を振り返ります．
- 低血糖を起こす前の生活状況や血糖管理に対する本人の考えや思いを把握しておきます．

解説

● 低血糖症状と無自覚性低血糖

　低血糖症状には個人差がありますが，低血糖時の身体の反応については以下のように示されています[1~3]．一般的に血糖値が70 mg/dL程度になると内因性インスリン分泌は低下し，グルカゴンとアドレナリンが分泌され，その後，成長ホルモンやコルチゾールの分泌が開始されます．これらのホルモンはインスリン拮抗ホルモンとよばれ，主に肝臓での糖新生により血糖上昇させる作用があります．動悸や発汗，不安，振戦などの交感神経症状を感じるときには，これらのホルモンが分泌されているわけです．血糖値がさらに低下すると，およそ50 mg/dL以下で注意力低下や混乱，脱力，眠気などの中枢神経系の症状が出現し，30 mg/dLまで低下すると，けいれんや意識消失などをもたらします．中枢神経系の症状が出現する原因には，大脳皮質のグルコース欠乏が考えられるため，早めの対応が必要となります．

　しかし低血糖防止の警告装置ともいえる自律神経系症状が起こらず，中枢神経系症状が突然出現することがあり，これらの状態は「無自覚性低血糖」とよばれています．無自覚性低血糖の原因として2つ考えられており，1つ目は糖尿病性神経障害によるものです．自律神経障害があると，交感神経が障害されるため，交感神経症状が出現しづらいことがあります．2つ目は繰り返す低血糖により，交感神経症状の閾値が下がることが考えられます．

QUESTION 22

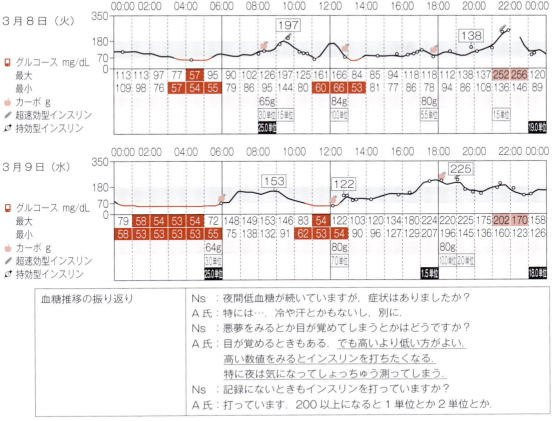

図1 A氏の持続血糖変動と振り返り

無自覚性低血糖の把握

　2014年に改正された改正道路交通法では，無自覚性低血糖を含む低血糖交通事故のリスクが高い患者が運転免許証の取得や更新時に虚偽申告した場合には罰則規定が新設されています．急激な低血糖を繰り返した場合，低血糖に対する反応が鈍くなることがあります．無自覚性低血糖を予防するためには低血糖を予防することが重要です．約3週間低血糖のない状態を維持すると，低血糖時の自律神経症状が回復するといわれています．

　また近年では，持続血糖モニター（CGM）などを活用することも有効です．CGMはセンサを皮下に留置することで，24時間のグルコース値を測定するもので，血糖変動アラートや低血糖アラートなどを設定することができる機種もあります．CGMを行うことで変動幅や変動パターンを把握し，可視化できるメリットがあります．一方，血糖変動を可視化しても活用しなければ意味がありません．血糖変動をきたした背景にはどのような生活パターンや原因が隠されているのか，測定方法に問題はないのか，その点も確認する必要があります．血糖変動の原因には食生活だけでなく，ストレス，内分泌ホルモン，薬剤，本人の血糖に関する価値観なども影響します．

血糖の変動パターンを基に看護面談を行った一例をお示しします．A氏は1型糖尿病歴10年の女性です．夜間と仕事中の低血糖が目立ちます（図1）．

　血糖自己測定（SMBG）でもCGMでも測定しただけでは意味がありません．患者さんとともに振り返ることが重要です．その際，血糖値の推移だけでなく，測定のタイミングにはどのような意味があるのか，患者さんに聞いてみることも大切です．図1の下線部分のように患者さんの行動にはその人にとって意味があることや価値観，信念が隠されていることも多いです．対象にあった支援を展開するためには，ご本人の思いを把握することがポイントです．

（杉島訓子）

文献

1) 野中共平：無自覚性低血糖のメカニズムと対策．Medical Practice 17：123-129，2000
2) 相原一夫ほか：無自覚性低血糖（各論Ⅲ糖尿病神経障害　6病態　2)自律神経障害）．日本臨牀 63：528-533，2005
3) 日本糖尿病学会 編・著：糖尿病診療ガイドライン2024．南江堂，453-454，2024

COLUMN　患者さんからの疑問にどう答える？

「寝る前そんなに血糖値が高くないのに，朝高いのはなんでですか？」

- 暁現象はインスリン拮抗ホルモンの分泌が増加することで，明け方の高血糖を引き起こす原因となります．
- 夜間の低血糖に反応してインスリン拮抗ホルモンが上昇することで明け方の高血糖を引き起こすソモジー効果の場合もあります．
- 暁現象なのかソモジー効果なのかについて判別するためには，深夜3～4時頃に血糖測定することで適切な治療を選択できます．

1. 暁現象とは何か

　起床時はそれ以降の活動に備えて，細胞のエネルギー源であるブドウ糖を全身に供給するために，食事摂取していないにもかかわらず，血糖値が急激に上昇します．午前3～4時頃主には成長ホルモンやコルチゾールなどのインスリン拮抗ホルモンの分泌が増加することで血糖値が上昇することを「暁現象」といいます．健常人でも同様の現象が起こりますが，インスリン分泌が増加することで血糖値は一定に保たれています．内因性インスリン分泌が低下している糖尿病患者では高血糖に対応できず，インスリン拮抗ホルモンの影響が表在化してしまいます（図1）．暁現象では，他の時間帯に比べ1.5～2倍の基礎インスリン量が必要との報告もあります[1)]．

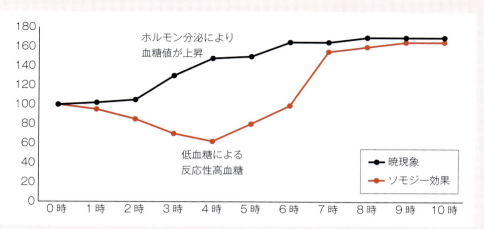

図1 暁現象とソモジー効果における血糖変動イメージ

2. ソモジー効果とは何か

　一方，基礎インスリン使用中の患者では，夜間の低血糖に対する反応性高血糖を示すことがあり，これを「ソモジー効果」といいます．夜間の基礎インスリン過剰による低血糖が，グルカゴンやカテコラミンなどのインスリン拮抗ホルモンの過剰反応を惹起し，反跳性高血糖を引き起こします（図1）．そのため，インスリンの減量が必要となります．

　暁現象による影響かソモジー効果の影響なのかを判別するためには，深夜3～4時の血糖自己測定（SMBG）や持続血糖モニター（CGM）などを実施し，夜間の低血糖の有無を確認することが必要です．またインスリンポンプ療法での管理では基礎インスリン量を時間帯で細かく調節することができ，暁現象による血糖上昇であればその時間帯の基礎インスリン量を増量することにより対応可能です．

〈杉島訓子〉

文献
1）黒田暁生ほか：解説＆症例でわかるCSII．糖尿病ケア 17：749-752，2020

参考文献
1］日本糖尿病学会 編・著：糖尿病専門医研修ガイドブック　改訂第9版，46，2023

Ⅱ. 薬物療法のトラブル

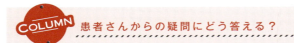
患者さんからの疑問にどう答える？

「先端恐怖症なので，インスリンの針が怖くて インスリン注射ができません」

- まずは先端恐怖症だと訴えるその人の思いを確認しましょう．
- 針先をみなくてもできる注射方法を一緒に考えましょう．

1. 先端恐怖症とは

　先端恐怖症は，限局性恐怖症の一種といわれています．限局性恐怖症というのは，特定の状況，環境，対象に対して，非現実的で激しい不安や恐怖感が持続する状態のことであり，高所恐怖症や閉所恐怖症が有名ですが，幽霊恐怖症なんていうのもあります．話を元に戻すと，先端恐怖症というのは，針やピンなどの先端が尖ったものに対する恐怖であり，それらのものが視界に入ったときに強い精神的動揺を受けます．糖尿病の治療であるインスリン注射や血糖自己測定（SMBG）は，先端恐怖症の人にとっては重大な問題となることは容易に想像できます．

　先端恐怖症という言葉は広く使用されています．しかし実は，この先端恐怖症には診断基準に基づく医師による評価が必要です．そのため，先端恐怖症であるというその人の言葉だけで，すぐにインスリン注射やSMBGをやめるという判断をしてしまうのは時期尚早かもしれません．また，糖尿病のある人の先端恐怖症という訴えを，ただの気持ちの問題だと片付けることもあってはなりません．まずは先端恐怖症だと訴えるその人の背景や思いを確認することが大切です．先端恐怖症という訴える人のなかには，糖尿病であることや糖尿病の治療に対して拒否感を持っている人もいるかもしれません．また，訴える先端恐怖症の程度もさまざまです．その人の思いを聞いたうえで，どうしたらインスリン注射ができるようになるか十分な時間を使い一緒に話し合うことが大切です．

2. 現実的なさまざまな対応方法

　さて，糖尿病のある人が訴える先端恐怖症が，純粋に針先に対する恐怖だった場合，その対策をお伝えしたいと思います．それは針先がみえなくなるような工夫をするということです．もちろん症状の程度もさまざまなので，多くの工夫を提示しながらその人自身に選んでもらうことが大切です．針をみないで注射をすることや，みえにくい上腕に打つといった簡単な工夫や，BDオートシールドデュオ™（エムベクタ社）といった針先がみえない針を使用すること，あるいは他者に臀部に注射をしてもらうのもよいか

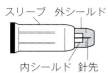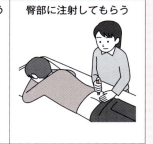

図1 針先がみえないインスリン注射方法の工夫の一例

もしれません（図1）．先端恐怖症の症状が強くインスリン治療ができない場合には，その人の状態に応じて，インスリン注射回数を減らすことや，針がみえないGLP-1受容体作動薬への変更，経口血糖降下薬に変更するなど，チームで十分に検討していくことが大切です．また，先端恐怖症の治療として，曝露療法や薬物療法などがあるため，状況に応じて心療内科と協働することも必要です．

（山﨑優介）

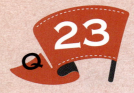

Ⅱ 薬物療法のトラブル

Q23 視力障害がある患者さんでは空打ちの確認ができなかったり，単位も正確に合っているかわかりません．また血糖値も自分で確認できません．どのように支援したらいいですか？

ANSWER

- どこに問題があるのかを明確にして，視覚以外の聴覚や触覚を生かして，注射や血糖測定ができる環境を整えましょう．
- 持続血糖モニター（CGM）やスマートフォンのアプリを利用して，家族や医療者と情報を共有しましょう．

解説

- **患者さんができることとできないことを明確に**

インスリン注射や血糖自己測定（SMBG）など，患者さんがどこまで1人でできるのかを明確にします．視力障害以外の手指の巧緻性や認知力などの問題がないかも評価してくことが大切です．視力障害の問題であれば，自宅で注射や血糖測定を行う場所を決めて，針やセンサー，機器，廃棄場所などをトレイに配置し，触覚で覚えてもらいます．それぞれの入れ物は材質や形を変えてみるのもよいでしょう．手指の巧緻性に問題があれば補助具の利用を提案しますが，認知障害が高度であれば，1人でインスリン注射を行うこと自体に限界があるのかもしれません．

インスリン注射はさまざまな種類があります．まずは実際に触ってもらい，触覚や聴覚でわかりやすいと感じたものへ変更が可能であるかを医師と協議します．インスリンの種類が2種類以上ある場合には，タクタイルコードや点字シールを活用，もしくは握り手にラバーキャップや面ファスナー（マジックテープ）を装着する（図1）ことで，識別しやすくなります．単位設定は，ダイヤルを回すクリック音やクリック感で確認することを説明しています．視力障害が軽度であれば，拡大鏡を使用することで単位を設定できる人もいます．

インスリン注射の空打ちは，手や足に薬液を落として触覚による確認をするのに加え，インスリンの匂いを嗅覚で確認します．また，注射を行う手の場所と角度を固定し（図2），薬液が落ちる所を決めて，濡れているかを触って確認することも提案します．

手技を説明するなかで，インスリン注射の見守りが必要であるとアセスメントした際は，医師と協議して，訪問看護や薬剤師訪問サービスを活用して注射の手技確認をしてもらうこともあります．

QUESTION 23

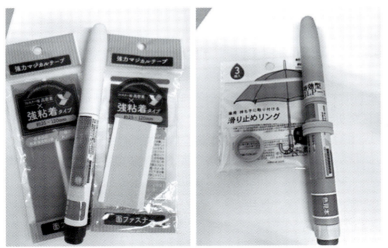

図1　面ファスナー・ラバーキャップ（イメージ）

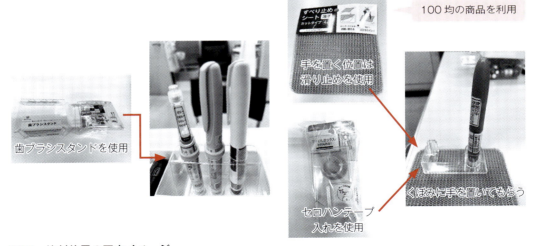

図2　注射位置の固定イメージ

● 音声ガイド機能やアプリを利用して情報共有

　音声ガイド機能がついているメディセーフフィットボイス™（テルモ社），メディセーフフィットスマイル™（テルモ社）や専用の音声出力装置を取り付けることで音声ガイドが使用できるグルコカード™Gブラック（アークレイ社）などは，視力障害のある患者さんの血糖測定器として使用しやすいです．また，最近は，リアルタイムCGMといわれる，FreeStyleリブレ2（アボット社）やDexcom G7 CGMシステム（デクスコム社）の装着に切り替えることもあります．1回の装着日数は製品で異なりますが（FreeStyleリブレ

2 は 14 日間，Dexcom G7 CGM システムは 10 日間），上腕や腹部（腹部は Dexcom G7 CGM システムのみ）に装着し，スマートフォンもしくは専用機器を 6 m 以内に置いておくだけで，血糖のトレンドを知ることができます．これらは装着さえできれば，あとの手間はかかりません．それぞれの製品によっては取り扱いが異なりますが，スマートフォン（Apple 社）のアプリを利用することで Siri の音声認識によるセンサー測定値やトレンド矢印の読み上げが可能になります．

インスリン注射については，Bluetooth® などで接続したスマートフォンの対応アプリケーションにインスリン投与の投与時刻や投与量をリアルタイムに送信するものがあります．インスリン（プレフィルド製剤）に専用デバイスを取り付ける SoloSmart®（サノフィ社），マリヤ®（ノボ ノルディスク ファーマ社）やインスリン注入器にメモリー機能やデータ送信が備わっているノボペン®6，ノボペンエコー® プラス（ノボ ノルディスク ファーマ社）があります．

それぞれの特徴を活かした機器を活用することで，遠隔でも家族や医療従事者が情報を共有できサポートが可能になります．どのインスリンデバイスや血糖測定デバイスが生活に適しているのかは，患者さんや家族と一緒に確認し選択しながら，安心して療養生活が送れるように支援していきましょう．

（田中瑞奈）

参考文献

1）武藤達也ほか：（視覚・手指）障害のある場合に SMBG をどう使うか．糖尿診療マスター13：739-742，2015
2）小泉麻美：2 種類のインスリン製剤を使用する視覚障害者が識別しやすいインスリン注射器具の検討．日視機能看会誌 3：30-33，2018

合併症・併存疾患のトラブル

III 合併症・併存疾患のトラブル

Q24 診療所の外来では，どんな検査をすれば「糖尿病の合併症」を調べることができますか？ 費用はいくらぐらいかかりますか？

ANSWER

- 細小血管症である糖尿病網膜症，糖尿病性腎症，糖尿病性神経障害，そして大血管症，それぞれを発見するための検査を表1に示します．忘れずに定期的に実施する工夫も大切です．

- 合併症が認められた場合，説明が重要です．「細小血管症は本来良好な血糖マネジメントが継続できれば発症しない疾患で，無症状であっても治療不十分な状態が相当年数続いたからです．治療を見直していきましょう」．

- 糖尿病性腎症が悪化している場合，動脈硬化の進展も説明します．

● 解 説 ●

・定期的な合併症検査の工夫

　糖尿病診療においては，糖尿病を持つ人が合併症のない生活を続けられ，豊かな人生を送れることがベストでしょう．経過はほぼ無症状ですから定期的な合併症検査が必須です．年1回季節を決めて，例えば誕生日の月に検査すべてを予定する方法もありますが，その月は診療費が突出します．筆者は2〜3ヵ月おきに各検査を織り込んでおり，電子カルテ内にエクセルチャートで実施ずみ検査の表を作って管理しています（表2）．

・糖尿病と合併症

　糖尿病の3大合併症といわれる糖尿病網膜症，糖尿病性腎症，糖尿病性神経障害は糖尿病特有の細小血管症，すなわち細小動脈，毛細血管に発生する病変であり，基本的には高血糖がなければ発症しません．血糖値が上がったり下がったりしながらも，かなりのレベルの高血糖が長期間続くことで起こるものです．大血管症は大血管に起こる動脈硬化であり，糖尿病のない人にも起こりますが，高血圧，脂質異常症と並んで糖尿病は重要な危険因子です．冠動脈疾患，脳血管障害，末梢動脈疾患（PAD）に分類されます．糖尿病性足病変は神経障害と動脈硬化双方が関係します．

　これら合併症の発症は，それまで不自由なかった日常生活に大きな支障をきたします．血糖，血圧，脂質代謝それぞれのマネジメント，禁煙，適正体重の維持に努めることで，

表1 糖尿病合併症検査：費用（点）

網膜症：	診療報酬項目	点数	備考
眼科医による診察	再診料	75	
眼底検査	精密眼底検査（片側）	56	※両側は×2
眼底写真（健診用の眼底カメラ）	眼底カメラ（デジタル）	58	

腎症：	診療報酬項目	点数	備考
尿一般	尿一般	26	
尿沈渣	尿沈渣	27	
尿中アルブミン／クレアチニン比	アルブミン定量（尿）	99	
尿タンパク／クレアチニン比	クレアチニン（尿）	11	
eGFR（血清クレアチニンの費用）	クレアチニン	11	
血清尿素窒素（BUN）	BUN	11	

末梢神経障害：	診療報酬項目	点数	備考
内科診察の一部			
アキレス腱反射			
振動覚	診察料の範囲内	0	
モノフィラメント法			
竹串			
神経伝導速度	神経伝導速度（1神経）	200	追加1神経150点加算，最大1,050点（×7）まで

自律神経障害：	診療報酬項目	点数	備考
血圧測定	診察料の範囲内	0	
ECG R-R CV（心電図 R-R 変動）	心電図（12誘導）	130	
腹部エコー（膀胱残尿定量）	超音波検査（腹部）	530	神経因性膀胱の残尿測定（超音波）＝55点

動脈硬化：	診療報酬項目	点数	備考
心電図	心電図（12誘導）	130	
負荷心電図（マスターダブル）	負荷心電図（12誘導）	380	※心電図と同一日は心電図算定不可
頸動脈エコー	超音波検査（その他）＋パルスドプラ	500	←350点＋150点
PWV（脈派伝導速度）	血管伸展性検査	100	
ABI（下腿－上腕血圧比）	診察料の範囲内	0	

合併症を防ぎ質のよい豊かな生活が維持されます．糖尿病の慢性合併症の検査とその費用を表1に示します．

Ⅲ．合併症・併存疾患のトラブル

表2　合併症検査管理表

T2D　タバコ20本

患者氏名　○○　△△　　殿　　55 → 56 歳　　　　　　　　　　No.

年　月　日	2022/10/21	2022/12/16	2023/2/3	2023/4/7	R5/6/2
症状・愁訴	LDL↑．外食多くなった．鶏卵も多い傾向か．半年前に比べ運動量が明らかに減少．機能評価の総括責任者となりデスクワークばかりの毎日	卵控えたら LDL 低下した．運動増えていない．コロナで忙しいため	職員が次々感染している．ご自身はお元気．少々食べ過ぎたかと	微妙に HbA1c 上昇中．運動できていない．デスクワーク多くて甘い間食の誘惑も強くなっている→先手の間食，南部煎餅も OK	HbA1c 改善について，前回の提案の間食をピーナッツ南部煎餅にしたとのこと．脂質の改善も確認した．仕事多忙で運動できていない
低血糖	～	～	～	～	～
体重	74.0 kg	74.0 kg	74.8 kg	75.6 kg	76.6 kg
血圧	116／74.0	120／84	121／83	123／73	126／80
空腹時血糖	mg/dL	mg/dL	mg/dL	mg/dL	mg/dL
随時血糖	160 mg/dL 1h30m	188 mg/dL 1h30m	188 mg/dL hm	171 mg/dL hm	171 mg/dL hm
HbA1c	6.9%	6.9%	7.1%	7.2%	7.0%
GA	%	%	%	%	%
尿タンパク	－	－	－	－	－ uAlb 2.7
尿糖	－	＋＋＋	－	－	－
尿ケトン	－	－	－	－	－
尿潜血	－	－	－	－	－
TC／TG	220／161	216／159	227／157	218／204	191／119
HDL／LDL	56／143	65／127	64／136	66／135	61／116
その他検査	末血：np 生化学：eGFR 77.3				末血：np 生化学：np eGFR 78.4
治療	ベイスン®0.2 1-1-1 メトグルコ®500 1-1-1	〃	〃	〃	〃
検査指示		次）眼底	次）胸部 XP, ECG	次）末血，生化学	次）頸動脈エコー
所見・処方	(4/7) スターシス中止 hypo 症状のため		眼底：blt NDR	胸部 XP：肺野 np CTR 40.25% ECG：HR 87, rsr, ST-T no change ------- 悪化続くときはグリニド再開，DPP-4i	

QUESTION 24

● 日頃のマネジメントを評価する検査

　筆者は，1〜2ヵ月に1回の外来通院時検査として，体重，血圧，血糖値（空腹時，随時），HbA1c（またはグリコアルブミン：GA），尿一般（尿糖，尿タンパク，尿ケトン，尿潜血の各定性検査），総コレステロール，LDLコレステロール，HDLコレステロール，中性脂肪を毎回測定します．その他，腎症合併者ではBUN, Cr, eGFR，尿タンパク/クレアチニン比が追加されます．尿アルブミン/クレアチニン比は初診時には必ず，その後は年数回（最大1回/3ヵ月）測定します．薬剤の副作用等を含めた健康チェックの意味で末梢血，肝機能，腎機能，血清総タンパク，血清アルブミン等は年に1〜数回実施します．

● 細小血管症の検査

1. 糖尿病網膜症の検査

眼科医による診察，眼底カメラ（健診用）による眼底写真

　初診時，網膜症の検査は，眼底カメラで撮影した眼底写真を糖尿病内科医が判定しています．眼底カメラで単純網膜症以上の所見，あるいは糖尿病以外の変化を認めた場合，眼科に紹介します．異常のない段階では年に1回眼底写真で検査します．

　単純網膜症では，血糖と血圧を良好にマネジメントすることで正常眼底に回復できます．患者さんは内科医と一緒に眼底写真をみながら相談することで，糖尿病による変化を具体的に感じ取ることができます．視力異常を感じていないからこそ，眼底写真には大きなインパクトがあるのです．7〜10年もの高血糖持続の年月を振り返り，改善へのきっかけをつかむことでしょう．

　眼底所見を読むトレーニングを受けていない場合は，もちろん眼科でみて頂きますが，内科医と眼科医との連携が欠かせません．

2. 糖尿病性腎症の検査

尿一般，尿沈渣，BUN, Cr, eGFR，尿中アルブミン/クレアチニン比，尿タンパク/クレアチニン比

　腎症発見には毎回の尿一般検査における尿タンパク定性検査がとくに重要です．微量アルブミン尿を認める腎症第2期では血糖と血圧をほぼ正常レベルに保つことで，約50%が腎症第1期に回復できます．腎症第3期以降では尿タンパク/クレアチニン比を毎回測定し，食事療法，降圧薬の見直しにつなげます．

Ⅲ．合併症・併存疾患のトラブル

3. 糖尿病性神経障害の検査

末梢神経障害：アキレス腱反射，神経伝導検査，竹串による痛覚，音叉による振動覚，モノフィラメントによる圧触覚

　末梢神経障害の検査は，初診時，教育入院診察時にぜひ調べて下さい．診察台や椅子に膝立位（膝立ちの姿勢）を取った患者さんのアキレス腱をハンマーで叩き，アキレス腱反射が出るか否かで末梢神経障害の有無を判断できます．自覚症状がなくても罹病期間の長い場合，反射の消失や反射の遅延をしばしば認めます．

自律神経障害：血圧臥位座位測定，深吸気時 ECG R-R 心拍変動（CV），膀胱残尿エコー

　実施の容易な自律神経の検査を示します．血圧臥位座位測定はまず臥位で測定し，すぐその後で座位を取り測定します．心電計による深吸気時 ECG R-R 心拍変動検査，超音波による膀胱残尿測定は，罹病期間の長い場合や他の合併症の重症化した場合に実施します．

● 大血管症の検査

　筆者らは大血管症の検査として，心電図，胸部 X 線，頸動脈エコーを年 1 回，脈派伝播速度（pulse wave velocity：PWV）と下腿 − 上腕血圧比（ankle-brachial pressure index：ABI）を 1〜数年に 1 回施行しています．

　頸動脈エコーによるプラーク出現，内膜中膜壁複合体厚（intima-media thickness：IMT）の肥大を認めるときには，血糖・血圧マネジメント，脂質治療薬の見直し・強化を患者さんと相談する機会となります．PAD の疑われるときはもちろんですが，喫煙継続，脳血管障害，腎機能低下のリスクありの場合は PWV＋ABI を定期的に実施します．

（赤井裕輝）

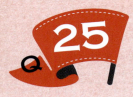

III 合併症・併存疾患のトラブル

Q25 70歳代男性の患者さん，腎症第4期，eGFR 25 mL/分/1.73 m². 腎臓内科へ紹介を勧めましたが，「尿はよく出ているから必要ない」と紹介先へ行こうとしません．どう対応したらいいですか？

ANSWER

- 診断は糖尿病性腎症でよいですか．糖尿病を併せ持つ他の慢性腎臓病ではありませんか．
- 糖尿病網膜症，糖尿病性神経障害も併せて確認しましょう．
- 医療者チームに，透析不可避だからもうすることはないとの思い込みはありませんか．腎症第4期でも腎症第3期の集学的治療を丁寧に行いましょう．
- 糖尿病性腎症の教育入院を勧めて下さい．タンパク尿多量の場合，食事療法の見直しでタンパク尿が軽減し理解も深まり，ひいては予後改善が期待できます．

解説

● どんなに進んでいても患者さんの理解を深める

　医師と患者さんとで意見の合わないことは日常的に起こります．ですがほとんどの場合医師の説明している通りの結果となるでしょう．尿毒症，腎不全急性増悪による乏尿，ショック，心筋梗塞，脳梗塞，等々．取り返しのつかないことが起こり，自分の腎臓病が深刻であることがようやくわかって医師と患者さんの意見が一致しても，それでは悲しすぎます．意見の相違は双方の持つ情報量の差によるものですから，患者さんに同じ結論を得て頂くためには，どんな情報をどのように伝えたらよいのか検討すべきです．医師のみで進めるよりも，多職種の医療チームでの検討が効果的です．

　仮に理解のないまま腎臓内科を受診したとしても，医療者のパターナリズムに従っているだけであれば，治療の見直しにはつながりません．糖尿病内科医も患者さんが腎臓内科に行ってくれれば一件落着ということではなく，その後も改善を目指して治療を提案すべきです．そのような経験を通して患者さんの理解が深まれば，自ら進んで腎臓内科を受診してくれることでしょう．

● 糖尿病性腎症の診断の確認

　予め検討しておくべきことについてまとめます．糖尿病を併せ持つ進んだ慢性腎臓病（CKD）のその患者さんの診断は，糖尿病性腎症でよいですか．糖尿病性腎症ならば他の

Ⅲ. 合併症・併存疾患のトラブル

細小血管症，すなわち網膜症，神経障害もそれなりに進んでいるはずです．眼底が正常ならば他の CKD の可能性大であり，腎臓内科での精査が必要です．その時点まで治療不十分であったならばタンパク尿が主たる所見のはずですが，顕性タンパク尿がみられない場合には他の CKD の可能性が高く，やはり腎臓内科での精査が必要です．タンパク尿を認め，かなり進んだ網膜症，神経障害も認める場合は，糖尿病性腎症の診断でよいと考えられます．

患者さんの背景とこれまでの治療歴を確認し患者さんを理解しよう

　糖尿病性腎症の診断が確からしいときには，この患者さんの治療歴を詳しく聞く必要があります．おそらく大幅な治療開始の遅れや，何度か長期の中断，転医を繰り返してきた過去の持ち主と予想されます．ここで述べた治療の中断とは，現在のかかりつけへの通院開始後のことではなく，糖尿病であるとの事実を知ったとき（診断されたとき）から今日に至るまでの，15～20 年におよぶ長い経過における中断のことです．前半の 10 年程度は未治療で，ほとんど様子をみて過ごしていたと考えて大きな間違いはないと思います．医療者の説明よりもご自身の感覚を大事にされるタイプの人かもしれません．自分の病状を客観的に受け止めるのに必要な医療情報が不足しているはずで，科学的情報の極端な不足も推測されます．情報提供には時間がかかるかもしれませんが，欠かせません．

　末期腎不全までほとんど症状に気づかずに来たかもしれませんが，最大体重時よりも 10～15 kg もやせた経験の持ち主が多いと思います．一夏に 5 kg 減というようなやせの経験と，当時一晩にトイレに 3 回も起きる経験はなかったか，食べても食べてもやせたのではなかったか，このように尋ねてみて下さい．

　視力障害で眼科受診時に，糖尿病はないですかと聞かれたことはなかったですか，と尋ねると光凝固の治療歴が明らかになったりします．このような問診での問いかけがいくつも当たった場合，今に至った糖尿病の経緯を説明しましょう．患者さんの立ち位置がこちらに近づいて来るものと思います．

これらをふまえて，さあ説明

　さてこの患者さんはどのような目標，方針で治療されているのでしょうか．糖尿病内科医としてはもちろん，透析導入のタイミングが遅れないように，間違っても緊急透析などという事態にならないように備えたい，と考えるのは当然です．しかしそのような姿勢で血清 Cr 上昇まで経過観察が続けば，患者さんは「今日も元気だし，尿も出ています」となってしまうでしょう．

　糖尿病性腎症に効果のある新しい薬が何種類も出ています．エビデンスのそろった SGLT2 阻害薬，GLP-1 受容体作動薬，ミネラルコルチコイド受容体阻害薬を投与しておられることと思いますが，今一度，糖尿病性腎症第 3 期で推奨される集学的治療に立ち

104

QUESTION **25**

> ■ 患者さんおよび家族への十分な説明
>   理解が深まるほど治療意欲が高まる（患者さんは情報不足）
> ■ インスリン治療による確実な血糖マネジメント
>   HbA1c ＜ 6.9%，可能なら ＜ 6.4% を目指す
> ■ 厳格な血圧コントロール
>   125/75 mmHg 未満（減塩と降圧薬で目標達成）
> ■ 緩やかな低たんぱく食の完全遵守
>   0.8〜1.0 g/kg 体重（繰り返しの再評価と再指導）
> ■ 禁煙指導
> ■ スタチン系高脂血症薬：高脂血症（軽症でも）プラバスタチンなど
>   抗血小板薬：ジピリダモールなど
>   腎不全対策：活性炭（クレメジン®），ワルファリン
>   腎性貧血対策：エリスロポエチンで Hb 10 g/dL 以上

図 1　糖尿病性腎症第 3 期・第 4 期への多角的強化療法

返って下さい（**図 1**）[1, 2]．腎症第 4 期でも効果はあります（DNETT-Japan 試験）[3]．タンパク尿の減少を図る工夫をしましょう．さらに筆者は糖尿病性腎症の教育入院をお勧めしています．尿タンパクの減少が大血管症の進展を穏やかにします（RENAAL 試験）[4]．

　それでもその過程での感染症，下痢嘔吐などによる脱水，急性心筋梗塞の合併，NSAIDs 服用などによる，万一の腎不全急性増悪のリスクはある訳ですが，このような急激な悪化に備えて腎臓内科の先生にもみてもらっておきましょう，と説明してみてはいかがでしょうか．

● 残っている可能性を求めて

　先に述べた集学的治療でタンパク尿が消失して 7 年後に残念ながら透析導入になった女性を担当していました．透析後はこちらには通院されませんでしたが，「今も元気です」と 15 年後も年賀状を下さいました．タンパク尿を減少させることで透析開始後の患者さんの予後が大きく変わることを教えてくれました．多角的に一つ一つ治療していきましょう．

（赤井裕輝）

文献

1）赤井裕輝：腎症第 3 期（顕性腎症期）．糖尿病最新の治療 2022-2024，荒木栄一ほか 編，南江堂，194-196，2021
2）赤井裕輝：腎症（糖尿病内科）．糖尿病研修ノート第 2 版，門脇　孝ほか 編，診断と治療社，382-386，2010
3）Shikata, K et al：Randomized trial of an intensified, multifactorial intervention in patients with advanced-stage diabetic kidney disease：Diabetic Nephropathy Remission and Regression Team Trial in Japan（DNETT-Japan）. J Diabetes Investig 12：207-216, 2021
4）de Zeeuw, D et al：Albuminuria, a therapeutic target for cardiovascular protection in type 2 diabetic patients with nephropathy. Circulation 110：921-927, 2004

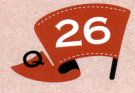

III 合併症・併存疾患のトラブル

Q26 50歳代男性の患者さん，ヘビースモーカー，無症状，頸動脈エコーで左右にプラークを3個ずつ認めました．治療方針はどうしたらいいですか？ 脳神経外科へ紹介すべきですか？

ANSWER

- 頸動脈エコーの結果に関しては，プラークの大きさや性状についても確認します．
- 心血管リスク因子（喫煙，肥満，糖尿病，高血圧，脂質異常など）の管理を行います．
- 喫煙に関しては，変化ステージモデルを念頭に置いて段階的に行動変容を図ります．
- 狭窄病変を有する場合は，狭窄率に応じて脳神経外科への紹介を検討します．

解説

● 動脈硬化病変としての頸動脈プラーク

頸動脈エコーは非侵襲的な動脈硬化病変の評価方法として有用であり，動脈硬化の程度を反映する頸動脈内膜中膜複合体厚（intima-media thickness：IMT）の最大厚（max IMT）は冠動脈狭窄や脳梗塞と関連することが報告されています[1,2]．一般的に max IMT が 1.1 mm 以上の限局性隆起性病変をプラークといいますが，特に 1.5 mm 超のプラークに注意が必要であり，プラークの性状にも着目しなければなりません[3]．可動性プラーク，急速進行・形状変化を示すプラーク，低輝度プラーク，線維被膜の薄いプラーク，潰瘍病変などは特に注意が必要であり，以降も注意深く経過を観察すべきプラークになります．

したがって，まずは本症例でも各プラークの大きさや性状について確認してみましょう．左右の頸動脈に認めるプラークのうち1つでも 1.5 mm 超である場合は，注意すべき性状のプラークではないか確認するようにしましょう．

● 頸動脈プラークを有する症例の治療方針

頸動脈プラークを認める症例では全身の動脈硬化がある程度進行していると考えられます．動脈硬化の進展には心血管リスク因子（加齢，喫煙，肥満，糖尿病，高血圧，脂質異常など）が関連しており，プラークを認める症例では心血管リスク因子の少なくとも1つ以上が関わっているものと想定されます．糖尿病の患者さんにおいては，適切な血糖コン

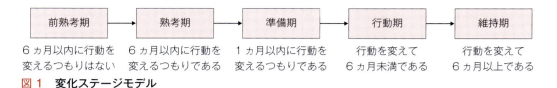

図1 変化ステージモデル

(Prochaska, JO et al：The transtheoretical model of health behavior change. Am J Health Promot 12：38-48, 1997 をもとに作成)

表1 変化ステージモデルの各ステージにおける対応

ステージ	該当ステージにおける対応（禁煙に当てはめた場合の例）
前熟考期	・意識を高める（禁煙のメリットを知ってもらう） ・感情的経験（禁煙のデメリットについて考えてもらう） ・環境の再評価（家族や友人など周囲の人への喫煙の影響を考えてもらう）
熟考期	・自己の再評価（喫煙を継続した場合のデメリットと禁煙した場合のメリットをイメージしてもらう）
準備期	・自己の解放（禁煙することに自信を持ち，禁煙することを周囲に宣言する）
行動期〜維持期	・随伴性マネジメント（禁煙を継続していたら自分にごほうびをあげる） ・援助関係（周囲の人のサポートを活用する） ・行動置換（ストレスによる喫煙の代わりに健康的な行動を行うようにする） ・刺激のコントロール（禁煙に取り組みやすい環境を作る）

(Prochaska, JO et al：The transtheoretical model of health behavior change. Am J Health Promot 12：38-48, 1997 をもとに作成)

トロールに加えて，糖尿病以外の心血管リスク因子の管理にも努めましょう．なお，厳格な血糖コントロールにあたって低血糖が増加する恐れもありますので，心血管リスクの高い患者さんや高齢の患者さんでは低血糖による合併症（重症低血糖，心血管疾患，認知機能低下など）を回避するために，低血糖を起こしにくい薬物療法を選択することも検討しましょう．

さて，本症例はヘビースモーカーとのことであり，これまでの喫煙習慣が動脈硬化の進展に大きく影響を与えているものと考えられます．したがって，動脈硬化の進展予防のためには禁煙が不可欠ですが，心血管リスク因子の管理のうち喫煙者に対する指導は皆様も苦労されることが多いのではないでしょうか．禁煙指導にあたって既に念頭に置かれているかもしれませんが，禁煙の研究から導かれたモデルである「変化ステージモデル」という概念があります（図1）[4]．これは，人が何かしらの行動を変える場合には「前熟考期」，「熟考期」，「準備期」，「行動期」，「維持期」という5つのステージを経るという考え方であり，現在のステージに合わせた指導を行うことで段階的に行動を変えていくものです（表1）[4]．本症例のように無症状である患者さんでは現在の病状をイメージすることが難しく，「前熟考期」や「熟考期」にあることが多いでしょう．これらのステージにある患者さんにいきなり厳しく禁煙指導を行うとかえってストレスとなり，次のステージに進む

Ⅲ. 合併症・併存疾患のトラブル

ことが難しくなってしまう可能性もあります．まずは喫煙に対する患者さんの思いを傾聴するとともに，禁煙のメリットや喫煙を継続することのデメリットについて説明しましょう．周囲の人（家族，友人など）への影響について考えてもらうことも重要です．このように変化ステージモデルの各ステージに応じた働きかけを行い，段階的に禁煙に向けて行動変容を促していくことが理想的です．ただし，喫煙者にとって禁煙することは相応のストレスを伴うことが想定されますので，これ以上行動変容のステージを進めることが難しいと感じる場合は状況に応じて禁煙外来の受診を勧めることも検討しましょう．

● 脳神経外科への紹介基準

　脳神経外科への紹介基準に関してですが，狭窄率の程度が判断材料となり，ドプラ法を用いた NASCET（North American Symptomatic Carotid Endarterectomy Trial）法による狭窄率の評価が推奨されています．米国心臓協会（AHA）によるガイドラインでは，症候性の頸動脈狭窄であれば狭窄率50％以上，無症候性の頸動脈狭窄であれば狭窄率60％以上が手術適応とされています[5]．その他，侵襲的治療の判断材料には併存疾患やプラーク性状などがありますが，最終的な判断は脳神経外科医により行われますので，上記の狭窄率を超えている場合は脳神経外科に紹介することが望ましいでしょう．また，脳神経外科へ紹介が必要な頸動脈狭窄を認める場合は冠動脈疾患や末梢動脈疾患（PAD）を併発している可能性もありますので，必要に応じて心電図検査や血圧脈波検査などのスクリーニングも行いましょう．

（益田貴史，片上直人）

文献

1) Irie, Y et al：Maximum carotid intima-media thickness improves the prediction ability of coronary artery stenosis in type 2 diabetic patients without history of coronary artery disease. Atherosclerosis 221：438-444, 2012
2) Kitamura, A et al：Carotid intima-media thickness and plaque characteristics as a risk factor for stroke in Japanese elderly men. Stroke 35：2788-2794, 2004
3) 頸動脈超音波診断ガイドライン小委員会：超音波による頸動脈病変の標準的評価法 2017，日本超音波医学会，2018（https://www.jsum.or.jp/committee/diagnostic/pdf/jsum0515_guideline.pdf　2025年2月閲覧）
4) Prochaska, JO et al：The transtheoretical model of health behavior change. Am J Health Promot 12：38-48, 1997
5) Biller, J et al：Guidelines for carotid endarterectomy：a statement for healthcare professionals from a special writing group of the Stroke Council, American Heart Association. Stroke 29：554-562, 1998

III 合併症・併存疾患のトラブル

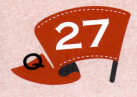

Q27 60歳代男性の患者さん，喫煙者，症状なし．血管脈波検査でABI 0.7/0.9という結果でした．放置してよいでしょうか？

ANSWER

- 下腿-上腕血圧比（ABI）が0.90以下の場合は主幹動脈の狭窄または閉塞が疑われます．
- 心血管リスク因子（喫煙，肥満，糖尿病，高血圧，脂質異常など）の管理を行います．
- 冠動脈疾患や脳血管障害を併発していないか確認しましょう．
- 症状が出現した場合は，血行再建術の適応に関して循環器専門医への紹介を検討します．

解説

● 下肢閉塞性動脈疾患の分類とスクリーニング

　糖尿病患者における大血管症の1つである末梢動脈疾患（PAD）のうち，最も有病率が高い下肢閉塞性動脈疾患は症状や虚血の程度によって，無症候性下肢閉塞性動脈疾患，間歇性跛行，包括的高度慢性下肢虚血の3つに分類されます[1]．無症候性下肢閉塞性動脈疾患は検査結果から下肢閉塞性動脈疾患の存在が疑われるものの自覚症状を認めない状態．間歇性跛行は歩くと下肢の疼痛が出現するものの休むと疼痛が消失する状態．包括的高度慢性下肢虚血は虚血に伴う安静時痛や潰瘍・壊死が2週間以上改善しない状態を指します．下肢閉塞性動脈疾患は動脈硬化に伴う下肢動脈の狭窄や閉塞により発症し，年齢，喫煙，高血圧，糖尿病，脂質異常症，脳心血管疾患合併などが主なリスク因子として報告されています[1]．

　下肢閉塞性動脈疾患のスクリーニング方法として，わが国ではオシロメトリック法によるABIが非侵襲的なスクリーニング方法として広く普及しています．ABIは足関節の最高収縮期血圧を上腕の最高収縮期血圧で除した比で算出され，結果の解釈は表1のようになります．一般的にABIが0.90以下の場合は主幹動脈の狭窄または閉塞が疑われ，先述の症候別分類に応じて治療を行います．ABIが0.91から0.99の場合は正常との境界であり経過観察が必要です．なお，ABIが1.4を超える場合は動脈の高度石灰化を反映している可能性があり，主幹動脈の狭窄に対する評価は別の検査でも行う必要があります．

　糖尿病患者における注意点ですが，糖尿病患者ではPADの有病率が高く，米国糖尿病

109

Ⅲ. 合併症・併存疾患のトラブル

表1 ABIの結果と解釈

ABI ≦ 0.90	0.91 ≦ ABI ≦ 0.99	1.00 ≦ ABI ≦ 1.40	1.41 ≦ ABI
主幹動脈の狭窄・閉塞の疑い	境界値	正常	動脈の高度石灰化の疑い

学会（ADA）では50歳以上のすべての糖尿病患者はABIによるスクリーニングを受けるべきであると推奨されており，検査結果が正常の場合でもその後5年ごとに検査を繰り返すことが推奨されています[2].

無症候性下肢閉塞性動脈疾患の予後と治療方針

下肢閉塞性動脈疾患のうち自覚症状を認めない無症候性下肢閉塞性動脈疾患は，糖尿病患者の診療において比較的よく経験する疾患であり，今回の症例も無症候性の下肢閉塞性動脈疾患に該当します.

無症候性下肢閉塞性動脈疾患を有する患者さんは下肢閉塞性動脈疾患を認めない患者さんよりも死亡リスクや心血管イベントのリスクが高いことが報告されており[1]，治療方針として心血管リスク因子（喫煙，肥満，糖尿病，高血圧，脂質異常など）を早期から厳格に管理することが重要になります．禁煙指導については，前項目（p.106，Q26）に記載の変化ステージモデルに関する内容もご参照ください．また，心血管リスク因子のなかでも特に糖尿病には注意が必要で，糖尿病患者では間歇性跛行を経ずに包括的高度慢性下肢虚血に至るリスクが高いことが報告されています[3]．したがって，良好な血糖コントロールを維持するために適切な食事療法，運動療法，薬物療法を行うことが重要ですが，薬物療法に関しては一部のSGLT2阻害薬（カナグリフロジン）を用いた大規模臨床試験において下肢切断の発生が有意に増加したことには留意が必要です．心血管リスク因子の管理に加えて，下肢閉塞性動脈疾患を有する患者さんでは冠動脈疾患や脳血管障害を併発している可能性もあるため，心電図検査や頸動脈エコーなどのスクリーニングも行いましょう．なお，無症候性下肢閉塞性動脈疾患では症状が認められないがゆえに患者さんの病識が乏しい可能性が考えられます．今後の治療をスムーズに行っていくにあたっては，疾患のリスクや治療の必要性を十分に説明するようにしましょう.

下肢閉塞性動脈疾患に対する血行再建術の適応

下肢閉塞性動脈疾患に対する血行再建術の適応ですが，無症候性下肢閉塞性動脈疾患の患者さんに対する予防的な血行再建術の有用性については明らかなエビデンスはありません．したがって，無症候性下肢閉塞性動脈疾患においては先述の心血管リスク因子の管理に努めましょう.

次に，症候性の下肢閉塞性動脈疾患においても心血管リスク因子の管理や生活習慣の改善は重要です．間歇性跛行では，適切な運動療法や薬物療法（シロスタゾールなど）を実施しても間歇性跛行の改善が十分でない場合や，間歇性跛行により日常生活などの重要な活動が阻害される場合などに血行再建術の適応を検討します．一方，包括的高度慢性下肢虚血では血行再建術が第一選択となります[1]．

症候性の下肢閉塞性動脈疾患では症状が進行すると患者さんの生活の質（QOL）が大きく損なわれるため，血行再建術の適応を含め治療方針の判断に迷う場合は早めに循環器専門医への紹介を行いましょう．特に包括的高度慢性下肢虚血では複数の診療科による集学的治療が必要となる可能性が高いため，速やかに紹介を行いましょう．

（益田貴史，片上直人）

文献

1) 日本循環器学会ほか：2022 年改訂版 末梢動脈疾患ガイドライン，2022（https://www.j-sirc.or.jp/cms/wp-content/uploads/2022/03/JCS2022_Azuma.pdf　2025 年 2 月閲覧）
2) American Diabetes Association Professional Practice Committee：12. Retinopathy, neuropathy, and foot care: standards of care in diabetes — 2024. Diabetes Care 47：S231-S243, 2024
3) Takahara, M et al：Absence of preceding intermittent claudication and its associated clinical freatures in patients with critical limb ischemia. J Atheroscler Thromb 22：718-725, 2015

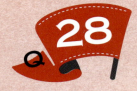

III 合併症・併存疾患のトラブル

Q28 HbA1c 8%の患者さんに「新型コロナワクチンは心配だ．感染対策はどうしたらいいか」と聞かれました．どう説明すればいいですか？

ANSWER

- 患者さんが新型コロナウイルス感染症やワクチンに対して，恐怖感を持っていることを受け止め，具体的にどのような恐怖感を持っているのか，確かめましょう．
- 糖尿病を持つ人が感染しやすいわけではないものの，感染した場合には重症化の危険性が高いと報告されていること，ワクチンには，入院や死亡などの重症化予防効果が認められたと報告されていることを，あくまで一般論として説明しましょう．
- ワクチンを打つのが怖いという気持ちを受け止めたうえで，説明後の患者さんの気持ちを確認しましょう．
- 手洗いや手指消毒，マスクの着用など，感染対策について説明しましょう．

解 説

● 新型コロナウイルス・新型コロナワクチンと糖尿病

　SARS-CoV-2（severe acute respiratory syndrome coronavirus 2）というコロナウイルスの一種によって引き起こされる感染症がCOVID-19です．日本ではSARS-CoV-2は新型コロナウイルス，COVID-19は新型コロナウイルス感染症とよばれることが多いかと思います．COVID-19は2019年に中国で初めて発生が確認され，2020年に入ってから世界的流行，いわゆるパンデミックを起こしました．各国でロックダウンなどの強い対応がなされ，日本でも緊急事態宣言が複数回発令されたことは記憶に新しいと思います．

　糖尿病と新型コロナウイルス感染症の関係についても多くの検討がなされました．新型コロナウイルスへの感染のしやすさは，糖尿病を持つ人と持たない人で，変わりがないという報告が多いです．一方で，新型コロナウイルスに感染したときの重症化リスクは，糖尿病を持つ人は持たない人に比べて高いことが報告されています[1,2]．血糖マネジメントとの関係については，血糖マネジメントがよくないほうが，より重症化するリスクが高いという報告が多い[1]ですが，具体的に，例えばHbA1cが何％以上だと重症化リスクが高いかという点については，はっきりとしたことはわかっていません．

　新型コロナワクチンについては，新型コロナウイルス感染症にかかった場合の入院や死亡などの重症化を予防する効果が認められたと報告されています．糖尿病を持つ人は新型

表1　患者さんへの具体的な説明フレーズ（例）

①患者さんはどのような恐怖を持っているか確かめる

―「新型コロナですか，色々と心配ですよね」

②新型コロナウイルスとワクチンについて説明する

―「これは一般論ですが，糖尿病を持っている人が新型コロナウイルスに感染しやすいわけではないですが，感染した場合には重症になる危険性が高いと報告されています」

―「これも一般論ですが，ワクチンについては，新型コロナウイルスにかかった場合の入院や死亡などの重症化を予防する効果が認められたと報告されています」

③ワクチンに対する患者さんの受け止めを確かめる

―「（①②の説明を受けて）そう考えますと，糖尿病を持っているならばワクチンは打つほうがよさそうということになりますが，ワクチンが怖いというお気持ちはよくわかります．いまの私の説明をお聞きになって，どう思われますか？」

④感染対策についても説明

―「ワクチンを打つかどうかには色々なお考えがあると思いますが，可能なら感染しないことが一番なので，手洗い・手指消毒や換気，流行時や人ごみに出るときなどに適宜マスクをすることなど，予防対策はされるのがよいと思います」

コロナウイルス感染症の重症化リスクが高いことを考えますと，糖尿病を持つ人はワクチンを打ったほうがよいということが考えられますし，糖尿病を持つ人において，ワクチン接種は新型コロナウイルス感染症の重症化予防に有効であるという報告もあります[3]．一方，ワクチンにはアレルギーなどの副反応があることは事実であり，この副反応には個人差も大きく，エビデンスだけでは語れない難しい面も確かにあります．

いずれにしても医療者は正しい情報を，できるだけ中立的に伝え，患者さんの受け止め方や思いを確認し，患者さんが納得できる選択ができるように支援していくことが必要です（表1）．その際にも「ワクチンを打つか打たないか」ということだけではなく，その質問の背景にある患者さんの不安や考え方を，よく把握することが大切だと思います．

• その他の感染症ワクチン

高齢者人口が増えるに従い，糖尿病を持つ人も高齢化しています．新型コロナウイルス感染症のみならず，多くの感染症において加齢はリスク因子となっており，そういう意味でも糖尿病と感染症・ワクチンについての関係の知識を得ておくことは，私たちにとって重要なことです．

インフルエンザについては糖尿病を持つ人は重症化リスクが高いという報告があり，インフルエンザワクチン接種は糖尿病を持つ人の重症化予防に有効です[1,2]．肺炎球菌性肺炎についても，糖尿病を持つ人は重症化リスクが高いという報告があり，肺炎球菌ワクチンが糖尿病を持つ人の重症化予防に有効です．インフルエンザワクチンと肺炎球菌ワクチンは定期接種になっており，対象年齢は政令で指定されています[1,2]．

Ⅲ．合併症・併存疾患のトラブル

　糖尿病を持つ人は帯状疱疹の発症リスクが高いことが報告されていますが[4]，糖尿病を持つ人への帯状疱疹ワクチンの有効性も確認されています[5]．RS ウイルス感染症は小児の疾患と思われがちですが，成人でも発症し，特に高齢者では重症化することもあります．RS ウイルス感染症についても，糖尿病などの基礎疾患を持つ人はリスクが高いと報告されています[6]．RS ウイルス感染症による下気道の疾患の発症リスクは RS ウイルスワクチンによって低下し，糖尿病を持つ人への有効性も確認されています[7]．帯状疱疹ワクチンと RS ウイルスワクチンは任意接種になっています．

（小倉雅仁）

文献

1) American Diabetes Association Protessional Practice Committee：Comprehensive medical evaluation and assessment of comorbidities：standards of care in diabetes-2024. Diabetes Care 47：S52-S76, 2024
2) 日本老年医学会・日本糖尿病学会 編・著：高齢者糖尿病診療ガイドライン 2023，南江堂，203-214，2023
3) Holt, RIG et al：Diabetes and infection：review of the epidemiology, mechanisms and principles of treatment. Diabetologia 67：1168-1180, 2024
4) Lai, SW et al：The incidence of herpes zoster in patients with diabetes mellitus: A meta-analysis of cohort studies. Medicine（Baltimore）100. e25292, 2021
5) Oostvogels, L et al：Medical conditions at enrollment do not impact efficacy and safety of the adjuvanted recombinant zoster vaccine：a pooled post-hoc analysis of two parallel randomized trials. Hum Vaccin Immunother 15：2865-2872, 2019
6) Branche, AR et al：Incidence of respiratory syncytial virus infection among hospitalized adults, 2017-2020. Clin Infect Dis 74：1004-1011, 2022
7) Ison, MG et al：Efficacy and safety of Respiratory Syncytial Virus（RSV）Prefusion F Protein Vaccine（RSVPreF3 OA）in older adults over 2 RSV seasons. Clin Infect Dis 78:1732-1744, 2024

参考文献

〈COVID-19 についての情報〉
1］診療の手引き編集委員会：新型コロナウイルス感染症（COVID-19）診療の手引き・第 10.1 版（https://www.mhlw.go.jp/content/001248424.pdf　2025 年 2 月閲覧）
2］厚生労働省：新型コロナワクチンについて，2024（https://www.mhlw.go.jp/stf/seisakunitsuite/bunya/vaccine_00184.html　2025 年 2 月閲覧）

〈各種ワクチンについての情報〉
3］国立感染症研究所：日本で接種可能なワクチンの種類（https://www.niid.go.jp/niid/ja/vaccine-j/249-vaccine/589-atpcs003.html　2025 年 2 月閲覧）
4］厚生労働省：予防接種・ワクチン情報（https://www.mhlw.go.jp/stf/seisakunitsuite/bunya/kenkou_iryou/kenkou/kekkaku-kansenshou/yobou-sesshu/index.html　2025 年 2 月閲覧）

III 合併症・併存疾患のトラブル

Q29 60歳代男性の患者さん，足の母趾先が黒くなっていてもそのままにされていました．足の裏には潰瘍もありました．どう対応したらよいですか？

ANSWER

- 糖尿病足病変の経過（①いつ，どのようにして生じたか，②どのような対応をしたか）と悪化傾向の有無を問診します．
- 糖尿病合併症（神経障害，網膜症，腎障害［末期腎不全］，血流障害など）の有無を問診し，アセスメントします．
- 足病変に重症の細菌感染症や末梢動脈疾患（PAD）を合併している際には専門施設に紹介するか，入院加療を行います．
- 細菌感染症を合併していても白血球増多やCRP高値を示さない場合があるので注意します．
- 糖尿病足病変は再発率が高いため，治癒しても定期的な再発予防のためのフットケアが必要となります．

解説

糖尿病足病変への初期対応

　糖尿病足病変をみたら，ベッドサイドでの問診と診察で治療方針を迅速に決めることが重要となります．この患者さんのように初診時に複数の足潰瘍や壊死を有している症例は稀ではありません．糖尿病の血糖コントロール状況，糖尿病治療の自己中断の有無，合併症の有無，自宅での生活状況などをまず問診します．神経障害や網膜症が進行していると足病変の発見や悪化の対応が遅れるだけでなく，セルフケアなどの足病変治療も困難となってしまいます．また，複数の足病変の場合は，最初の病変を発見した際にどのように患者さんが考えて対応したのかを明らかにしておくことはフットケア教育を進めていくうえで重要になります．

　靴と足の適合性，靴の内部や靴底の摩耗度，足の爪切りが適切に行われているかをチェックして，患者さんの足病変が靴擦れによるものかどうかや，歩行状態，セルフフットケア状況を評価します．足底の潰瘍が中足骨頭部などに位置しているならば，靴の内部にも高い足底圧のために摩耗や血痕などがみられます．

Ⅲ．合併症・併存疾患のトラブル

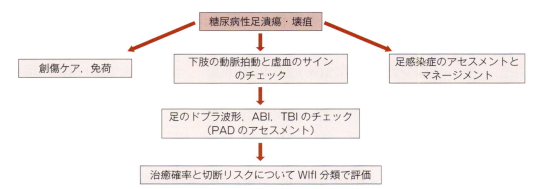

図1　糖尿病足潰瘍・壊疽の初診時のアセスメント
ABI：下腿-上腕血圧比，TBI：足趾-上腕血圧比，PAD：末梢動脈疾患
(International Working Group on the Diabetic Foot：IWGDF Guidelines（2023 Update）〔https://iwgdfguidelines.org/guidelines-2023/all-guidelines-2023/　2025年2月閲覧〕より一部改変)

表1　入院治療が必要となる重症糖尿病足感染症の所見

足病変所見		
潰瘍	深さが皮下組織（筋膜，腱，筋肉，関節，骨）にまでおよんでいる
蜂窩織炎	潰瘍辺縁からの範囲が2 cm以上，急速に拡大してきている（リンパ管炎を含む）
局所所見・症状	重症炎症，硬結，捻髪音，水疱，色調変化，壊死，壊疽，斑状出血，点状出血，新たな感覚鈍麻，局所疼痛
一般所見		
経過	急性発症，急激な悪化と進行性
全身所見	発熱，悪寒，低血圧，意識障害，体液減少
血液所見	白血球増加，CRP高値，赤沈亢進，血糖値上昇，アシドーシス，高尿素窒素血症，電解質異常
注意すべき所見	異物の存在（外科的治療による人工物も），刺創，深部膿瘍，PAD，静脈不全，リンパ浮腫，免疫抑制状態，急性腎障害
悪化傾向所見	適切な抗菌薬投与や補助療法にもかかわらず悪化

PAD：末梢動脈疾患
(International Working Group on the Diabetic Foot：IWGDF Guidelines（2023 Update）〔https://iwgdfguidelines.org/guidelines-2023/all-guidelines-2023/　2025年2月閲覧〕より一部改変)

糖尿病足病変の診察の要点

　　足病変の診察では，①外因，②成因，③重症度，④緊急度を判断する必要があります．発熱などの全身所見，足病変の色調，大きさ，深さ，潰瘍辺縁部や浸出液の性状，蜂窩織炎の範囲，リンパ肝炎，膿瘍，壊死などの有無をチェックします（図1，表1）[1]．
　　単純X線検査でガス像，骨折，脱臼，異物，骨髄炎，動脈石灰化などの有無をみます．CTやMRIで骨髄炎，深部膿瘍，ガス，シャルコー足病変などをチェックします．
　　糖尿病足病変では重症感染症を併発していても，白血球増多やCRP上昇が認められな

いことも多く，注意を要します．

巨大な感染性壊死組織，組織内のガス産生，膿瘍，皮膚の暗紫色調変化（壊死性筋膜炎など）では緊急デブリードマンが必要となります．

糖尿病足病変の治療の要点

糖尿病足病変の治療では血糖コントロール，感染症治療，血流障害治療，局所治療，免荷（off-loading），外科的治療を行います．このうち，重症感染症治療と血流障害治療および全身管理の成否が足の予後に最も重要となります．治癒確率や切断リスクについてはWIfI（wound, ischemia, foot in infection）分類で評価します．PAD合併例や重症感染症合併例では大切断リスクが高いため，専門施設に速やかに紹介することが必要となります．

（河野茂夫）

文献

1) International Working Group on the Diabetic Foot：IWGDF Guidelines（2023 Update）（https://iwgdfguidelines.org/guidelines-2023/all-guidelines-2023/　2025年2月閲覧）

参考文献

1］Mills, JL, Sr. et al：The society for vascular surgery lower extremity threatened limb classification system：risk stratification based on wound, ischaemia, and foot infection（WIfI）. J Vasc Surg 59：220-234, 2014
2］Conte, MS et al：Global vascular guidelines on the management of chronic limb-threatening ischemia. Eur J Vasc Endovasc Surg 58：S1-S109. e33, 2019

 患者さんからの疑問にどう答える？

「水虫と糖尿病って関係あるんですか？」

- 水虫（足白癬）と糖尿病は密接な関係があります．
- 糖尿病患者は，免疫能の低下や血行不良などの理由から，通常の人よりも水虫にかかりやすく，さらにその症状が悪化しやすい傾向があります．

1．疫学

いわゆる水虫は白癬菌という皮膚糸状菌による真菌感染症の一種で，足白癬症として知られます．起因菌としては，*Trichophyton rubrum* が約70％を占めます．また，爪に白癬菌が感染して起こる爪白癬症とともに，日常診療では頻繁に遭遇します．

糖尿病患者は，持続する高血糖が血管や神経に損傷を引き起こし，神経障害や末梢動

Ⅲ．合併症・併存疾患のトラブル

脈疾患（PAD）を発症した結果，足病変や感染症に気付きにくく，水虫が広がり重症化します．

糖尿病患者における足白癬症は一般集団よりも 2.5～2.8 倍多く発生し[1]，趾間感染から亀裂の発達につながり，二次感染に対する感受性が高まります．爪白癬症は，糖尿病患者の 22～30％に発生すると考えられています．なかでも足白癬症は，爪白癬症を伴う糖尿病患者の最大 2/3 に合併し，皮膚のバリア機能が損なわれた結果，感染と治療を複雑化し，糖尿病性足潰瘍（diabetic foot ulcer：DFU）や糖尿病性足感染症（diabetic foot infection：DFI）に進行するリスクが高く，下肢切断や死亡につながる可能性があります．DFI の原因の 30％は爪白癬症に続発するものと推定されています[1]．

2．感染のリスク因子

通常，プールや温泉などの公共の場や，靴やタオルを共有することで直接微生物と接触することにより感染することが多いです[2]．皮膚糸状菌の増殖には，高温多湿の環境や過度の発汗が関与するため，革靴や安全靴のような通気性の悪い靴を常用している人や不潔なまま靴下や靴を長時間履く人に起こりやすいとされます．主なリスク因子としては，高齢，男性，肥満，高血糖，足の不適切な衛生管理などが挙げられます[3]．

3．薬物治療

足白癬症には，通常アゾール系抗真菌薬の経口薬と外用薬を使用して管理します．しかし，経口血糖降下薬の多くは，シトクロム P450（CYP450）酵素によって代謝されるため，血糖降下薬とアゾール系抗真菌薬とは，薬物相互作用を生じる可能性があります．特に，チアゾリジン薬，スルホニル尿素（SU）薬，DPP-4 阻害薬や SGLT2 阻害薬などは，CYP3A4，CYP2C9 での相互作用により薬物血中濃度が上昇し，低血糖などの合併症が生じる可能性があるため注意が必要です．

4．フットケア

基本的なフットケアとして，毎日石鹸で洗浄し乾燥させることや，足をドライに保つために吸湿性に優れた靴下を選択することなどが挙げられます．足を定期的に観察し，同居する人も同様の衛生習慣を身につけること，家の掃除をこまめに行うことなどが推奨されます．血糖値を適切に管理することで免疫機能が改善され，感染症のリスクを減らすことも重要です．

（髙橋博之）

文献

1) Gupta, AK et al：Diabetic foot and fungal infections：etiology and management from a dermatologic perspective, J Fungi（Basel）10：577, 2024
2) Pramod, K et al：Tinea Pedis. StatPearls［Internet］. Last Updated：Oct 29, 2023（https://www.ncbi.nlm.nih.gov/books/NBK470421/　2025 年 2 月閲覧）
3) Alhammadi, N et al：Prevalence and factors associated with tinea pedis among diabetic patients in Saudi Arabia：a descriptive cross-sectional study. Cureus 15：e51210, 2023

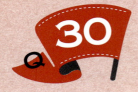

III 合併症・併存疾患のトラブル

Q30 80歳代男性の患者さん，独居．最近，予約の日と違うときに来たり，薬が余っていて「薬局が処方をよく間違う」と訴えています．どう対応したらいいですか？

ANSWER

- まずはどうして予約の日と違うときに来てしまうのか，どうして「薬局が処方をよく間違う」と思うのかについて傾聴します．
- 認知機能低下がある可能性が高いので認知機能検査を行いますが，検査の承諾が得られない場合には，エピソードの聴取や介護者からの聴取で評価します．
- 服薬アドヒアランスが低下している要因を特定し，薬剤師と協働で必要な介入を実施し，必要に応じて脱強化療法や減薬を考慮します．
- 家族を含め，利用できるサポート体制があるかを確認します．サポート体制がなければ，介護保険を申請してサービスを導入します．

解説

　予約日を間違うといった遂行（実行）機能の障害，薬が余っていることを他人のせいにするといった行動・心理症状（behavioral and psychological symptoms of dementia：BPSD）は，認知機能の低下により生じていると考えられます．認知機能低下は高齢糖尿病患者のセルフケアにおけるアドヒアランスの低下を引き起こし，高血糖のみならず低血糖のリスクも上昇させます[1]．逆に，高血糖や重症低血糖が認知機能障害を悪化させるリスクとなるため，悪循環に陥る可能性が高くなります．そのため，できるだけ早期に認知機能障害を発見することが，高齢糖尿病患者においては重要となります．

● 高齢者糖尿病において認知機能をどのように評価するか？

　この患者のように予約を間違えて来院したり薬が余る，といった場合は，手段的日常生活動作（ADL）が低下していることになります．手段的ADLの低下は認知機能の低下によって生じる場合が多いため，認知機能の評価が必要です．認知機能評価法にはさまざまなものがありますが，スクリーニングとしては3語の遅延再生と時計描画を組み合わせたMini-Cogがあり，複合的な認知機能の評価法としてはMini-Mental State Examination（MMSE）や改訂長谷川式簡易知能評価スケール（Hasegawa's dementia scale revised：HDS-R）を用います．患者の状態をよく知る家族や介護者がいる場合はDASC-21（dementia assessment sheet in community-based integrated care system 21 items）も使用できま

表 1　服薬アドヒアランス低下の要因

- 服用管理能力の低下
  1. 認知機能の低下　　2. 難聴　　3. 視力低下
  4. 手指の機能障害　　5. ADL の低下
- 多剤服用
- 処方の複雑さ
- 嚥下機能障害
- うつ状態
- 主観的健康感が悪いこと（薬効を自覚できない等，患者自らが健康と感じない状況）
- 医療リテラシーが低いこと
- 自己判断による服薬の中止（服薬後の体調変化，有害事象の発現等）
- 独居
- 生活環境の悪化

（厚生労働省：高齢者の医薬品適正使用の指針（総論編），2018［https://www.mhlw. go.jp/content/11121000/kourei-tekisei_web.pdf　2025 年 2 月閲覧］より）

すが，この患者の場合は独居であり，その可能性が低いので適さないと考えますが，患者をよく知る家族や介護者がいる場合は非常に有用となります．ただし，認知機能検査を施行する際にはできれば，その際に ADL や意欲，気分・情緒をチェックするため，高齢者総合機能評価（comprehensive geriatric assessment：CGA）を実施し，詳細に患者の機能障害の程度を把握するとより問題点が明確になりますし，「高齢者糖尿病の血糖コントロール目標」（p.41，Q10 図 1 参照）を決定することにも貢献します．

認知機能検査を受けてくれない場合はどうする？

しかし，この男性は「薬局が処方をよく間違う」と，自分の問題ではないと発言しているので，認知機能検査を受け入れない可能性もあります．その場合は，時事問題や季節の話題といったエピソード記憶を聞き出してみるとよいでしょう．あるいは，ABC 認知症スケールを実施することで，認知機能障害だけでなく ADL や行動心理症状も確認できるので有用です．それでも受け入れない場合は，先に服薬アドヒアランスを改善させる方策を進めながら，タイミングを見計らって検査を実施するとよいでしょう．

認知機能障害のある患者の服薬アドヒアランス不良にどう対応するか？

服薬アドヒアランスが低下する要因を表 1 に示します．この男性の場合は認知機能の低下が主と考えられますが，CGA や傾聴によりそれ以外の要因が併存していることが判明すれば，その要因にも介入する必要があります．前述の「高齢者糖尿病の血糖コントロール目標」を決める際には認知機能と ADL の評価が必須となっており，それらの評価結果に基づき，目標 HbA1c とともに治療内容の見直しを行います．高血糖になっているのであれば，薬が飲めていないことが原因ですので，どのように薬を飲んでいたかを確認

Ⅲ．合併症・併存疾患のトラブル

する必要があります．一方で薬が飲めていないにもかかわらず血糖コントロールが目標範囲内であれば，薬物治療が不要，あるいは減薬できると考えられます．

服薬アドヒアランスを向上させるためには，日本老年医学会が推奨しているように，合剤への変更などによる薬剤の減数，服薬タイミングの単純化，処方薬剤の一包化，服薬カレンダーやお薬ケースの利用などを，薬剤師とともに実施することが求められます（p.73，Q17表3参照）．薬剤師の介入により，認知機能障害に影響する薬剤を含めた処方の見直しを行うことの有用性も示されています[2]．しかし，こうした対策を有効にするには，家族の協力を得るか，それが難しい場合は社会サポートを導入することが必要となります．日本糖尿病学会と日本老年医学会は，認知症合併患者のサポートについて，「自己注射が困難と判断した場合には，介護保険などの社会サポートを確保し，治療の単純化（脱強化療法）や施設を含めた介護者に対する低血糖やシックデイに対する対処法の教育を行う」ことを推奨しています．このことは経口血糖降下薬でも同様です．米国糖尿病学会（ADA）による高齢者糖尿病管理における留意事項においても，中等度以上の認知機能低下やADLの低下がある場合，認知機能低下やうつ，食思不振などにより内服治療による低血糖リスクが高い場合には，脱強化または減薬を考慮すべきとしています[3]．介護認定を受けることができれば，デイケア，デイサービス，訪問看護や介護などのサービスを導入することで患者本人による服薬を確認したり，サポートをすることで服薬アドヒアランスを改善することが可能となります．台湾の重症低血糖を経験した高齢糖尿病患者を対象としたケース・クロスオーバー研究では，服薬アドヒアランス良好（80%以上の服薬順守率がある）であれば服薬数が5剤以上でも，在宅サービスの導入があれば服薬数が10剤以上でも重症低血糖を回避できることが示されています[4]．

このように以前と行動が変化した患者に対しては，認知機能障害を発症した可能性を考え，早期に適切な評価を行うとともに，認知機能障害以外の服薬アドヒアランス低下の要因を考慮しながら，患者本人の状況に見合ったサポートを多職種で実施していくことが，患者の不安を軽減し，治療アドヒアランスの改善に貢献します．

（杉本　研）

文献

1) Tran, D et al：Impairment of executive cognitive control in type 2 diabetes, and its effects on health-related behavior and use of health services. J Behav Med 37：414-422, 2014
2) Nguyen, TA et al：The impact of pharmacist interventions on quality use of medicines, quality of life, and health outcomes in people with dementia and/or cognitive impairment：a systematic review. J Alzheimers Dis 71：83-96, 2019
3) American Diabetes Association Professional Practice Committee：13. Older adults：standards of care in diabetes-2024. Diabetes Care 47：S244-S257, 2024
4) Fan, YP et al：Impacts of medication adherence and home healthcare on the associations between polypharmacy and the risk of severe hypoglycemia among elderly diabetic patients in Taiwan from 2002 to 2012：a nationwide case-crossover study. Geriatric Nurs 58：8-14, 2024

III 合併症・併存疾患のトラブル

60歳代で，肥満もある2型糖尿病の女性の患者さんから「このままだとあと1年で透析だといわれました．透析はしたくありません．最近頑張って運動するようにしています．その他はどうしたらいいですか？」と質問されました．どのようにアドバイスしたらいいですか？

ANSWER

- 「透析をしたくない」という本人の思いを受け止め傾聴します．まずは頑張っていることを認め自己効力感を高めていける関わりをします．

- 腎症ステージに応じた運動療法について具体的に説明します．極端に高強度の運動をしていないか，膝や腰に負担がかかっていないかを確認します．

- できるだけ透析導入を先延ばしできるように血糖管理，血圧管理，塩分制限，セルフモニタリングの方法を説明します．

- 透析はしたくないとのことですが，正しい情報提供を行い，意思決定支援をすることが大切です．

解 説

- **糖尿病性腎症とは**

糖尿病性腎症とは，狭義には高血糖によって生じるタンパク尿を伴う腎機能低下ですが，その他にも高血圧，脂質異常症，肥満などさまざまな要因で糸球体や尿細管は障害され，アルブミン尿，タンパク尿，持続的な腎機能低下を引き起こします．

この患者さんはあと1年で透析導入と告げられており，おそらく糖尿病性腎症第4期（GFR高度低下・末期腎不全期）と思われます．図1に示したように第4期は短く，坂道を転げるように透析導入へなりうるということを知ってもらう必要があります．

第4期の患者さんの支援目標は，「①腎症の進行が加速度を増し，多大な負荷や影響を受けやすい身体であることを理解できるように支援する，②心身ともに起こりうる危機的状況を乗り越え，新たな治療の円滑な導入およびその人の意思を尊重した療養生活が過ごせるように支援する」[1]になります．

まずは，現在のご自身の腎臓の状態を理解できるよう支援します．病期の説明は医師から行いますが，本人の理解度を確認しながらわかりやすい言葉で，補足と具体的な情報提供を行います．eGFRの低下が可視化できるような資材（図2）の使用も効果的です．

生活を詳細に問診し，血糖管理，血圧管理，減塩の重要性の説明，禁煙，便秘予防，脱水予防など腎臓に負担がかからない生活指導，感染予防，セルフモニタリングの必要性を

III. 合併症・併存疾患のトラブル

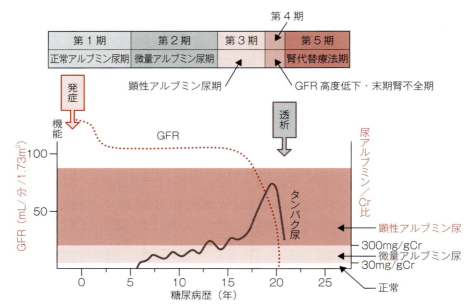

図1 典型的な糖尿病性腎症の臨床経過
(槇野博史:糖尿病性腎症―発症・進展機序と治療, 診断と治療社, 192, 1999 より改変)

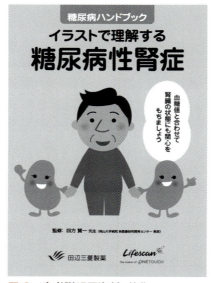

図2 患者説明用資材(例)
(田辺三菱製薬, LifeScan Japan:糖尿病ハンドブック イラストで理解する糖尿病性腎症)

説明し本人ができることを一緒に考えていきます.
　スルホニル尿素(SU)薬やインスリンを使用している患者さんでは, 腎機能が低下すると薬剤の排泄が遷延するため低血糖が起こりやすくなります. そのためインスリン必要

表1 生活活動の METs 表

METs	3 METs 未満の生活活動の例
1.8	立位（会話，電話，読書），皿洗い
2.0	ゆっくりした歩行（平地，非常に遅い＝53 m/分未満，散歩または家の中），料理や食材の準備（立位，座位），洗濯，こどもを抱えながら立つ，洗車・ワックスがけ
2.2	こどもと遊ぶ（座位，軽度）
2.3	ガーデニング（コンテナを使用する），動物の世話，ピアノの演奏
2.5	植物への水やり，こどもの世話，仕立て作業
2.8	ゆっくりした歩行（平地，遅い＝53 m/分），こども・動物と遊ぶ（立位，軽度）

（厚生労働省 令和6年1月健康づくりのための身体活動基準・指針の改訂に関する検討会：健康づくりのための身体活動・運動ガイド2023, 2023 [https://www.mhlw.go.jp/content/001194020.pdf　2025年2月閲覧] より抜粋）

量が減ることもありますので血糖値のモニタリングが重要となります．使用できる内服薬が限られてきますので，他院受診時にも腎臓が悪いといわれていることを自己申告が必要と説明します．

急な体重増加，足の浮腫，呼吸苦などが生じたらすぐに受診するよう説明しておくことも重要です．

● 糖尿病性腎症ステージに応じた運動療法

糖尿病性腎症の患者さんにおける"運動"については，「糖尿病治療ガイド」では近年大きな変化があり，第4期では「運動制限，散歩やラジオ体操は可」から「原則として運動可，ただし病態によりその程度を調節する」に変更されました．以前は運動をして一過性に尿タンパクが増える懸念がありましたが，それが恒常的な腎機能低下につながるというエビデンスはなく，近年では基本的な運動には制限がない方向です．ただし3 METs（metabolic equivalents）未満の中等度以下の運動（表1）に留めることが一般的で，特に顕性タンパク尿，GFR 低下を伴う第4期においては，医師の指導のもと慎重に進める必要があります．

1. 運動することで透析を避けられるのか？

糖尿病性腎症の患者さんの運動療法の目的としては，「透析を避ける」というよりは，腎症の進行に伴う身体機能の低下の予防や，適切な運動を実施することで身体機能が改善し糖尿病治療にも好影響をもたらすという意味合いが大きいでしょう．

本人のやる気を削がないように，否定せずに運動の効果を説明する必要があります．

2. 動いていない時間を少しでも減らすことが重要

この人は運動を頑張っているということですが，透析を避けたいあまり激しい運動をし

Ⅲ. 合併症・併存疾患のトラブル

ていないか，内容を確認する必要があります．他の合併症，特に網膜症の有無や，血糖コントロールの程度，運動が禁忌となる状態ではないことを確認します．肥満であるため，強度の高い運動はかえって膝や腰を傷めることが考えられます．本人の気持ちを尊重しつつ，日常生活における生活強度を上げて，継続できることをともに考え支援します．具体的には生活行動のなかで 3 METs 未満の活動量を増やすことを意識します．

透析と意思決定支援

60 歳代女性というと，壮年後期．女性ホルモンの減少に伴う症状が生じてきますが，高齢者というにはまだまだ早く，ライフステージとしては自分の好きなことに時間を使えるなど生活を楽しめることが多い時期です．

「透析はしたくない」その言葉にはどんな思いが隠れているのでしょうか．透析を進んで受けたい人はいません．現在の状況，今後の見込み，透析をすること・透析をしないことでどんな人生になるのかメリット，デメリットを含めて情報提供が必要な時期であると思います．

意思決定支援とは「患者が最善の方法について自律する（自分で決める）ことができるように，医療者が相談を繰り返しながらそばで力になること」[2] です．

何を大切にしているか，どう生きたいか，どう死にたいか，相談できる人はいるか，家族はどう考えているか，考えは変化してよいこと，決定するのは本人であること．

すぐに答えを求めるのではなく，家族も含めて繰り返し考え，多職種で話し合うことが大切です．その支援ができるのは看護師であると考えます．

（武内さやか）

文献

1) 日本糖尿病教育・看護学会 編：多職種で進める糖尿病性腎症重症化予防，日本看護協会出版会，9-15，74-80，105，2024
2) 児玉 聡ほか 編：京大式臨床倫理のトリセツ，金芳堂，42-46，2023

参考文献

1) 阿部雅紀 編：ガイドライン改訂で変わる糖尿病関連腎臓病（DKD）診療，日本医事新報社，1-3，2024

運動療法のトラブル

Ⅳ 運動療法のトラブル

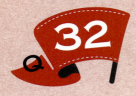

Q32 60歳代BMI 32の肥満の男性患者さん，HbA1c 8.2％．運動療法を勧めましたが，「膝が痛くて歩けない」「夏は暑いから歩けない，冬は寒くて外に出られない」と，動いてもらえません．どうしたら運動してもらえるでしょうか？

ANSWER
- 制限があるなかでもできる運動はたくさんあります．
- ただ，「運動はしたくない」というメッセージの現れかもしれません．
- 患者さんの変化ステージを意識しながら提案をしましょう．

解説

　この患者さんは，膝の痛みや季節による天候の影響で運動を避けている典型的な例です．また，肥満を合併しており，血糖値と体重の2つの目標を考えないといけません．そのうえで表と裏の2つのアプローチについてお伝えします．

● "表" のアプローチ

　まず，表のアプローチです．歩くばかりが運動ではありません．膝の痛みが理由で歩けない場合，膝への負担を最小限に抑えられる運動を優先する必要があります．例えば，
水中運動：プールでのウォーキングやアクアエクササイズは，体重を支えることなく膝への負荷を軽減し，関節を守りながら運動できます．
椅子に座って行う運動：椅子を使った脚や腕の筋力トレーニング，またはバンドを使った簡単なエクササイズが有効です．これにより膝に負担をかけず，全身の筋力向上が期待できます．
自転車・エアロバイク：膝の痛みの質にもよりますが変形性膝関節症の場合，膝関節に重量がかからない動作であれば痛みがないケースが多々あります．そういった人の場合，外でサイクリング，室内ではエアロバイクがお薦めです．
上半身の筋トレ：膝がいくら痛くても上半身には関係がありませんし，膝関節を使わない筋トレは膝の痛みがあっても十分可能です．プッシュアップ（腕立て伏せ），アームカール（腕の曲げ伸ばし），チンニング（懸垂），カーフレイズ（つま先立ち），ヒップリフト（仰臥位で腰を上げる），バックエクステンション（腹臥位で上体を上げる）など自重だけでもたくさんあり，マシンやケーブル，ウエイト（ダンベルなど）を利用したトレーニングも複数あります．

　季節の変化や天候に左右されずに運動を継続するためには，屋内で行える運動の選択肢

を提供します.

ステッパーやエアロバイク：これらの器具を使うことで，膝への負担を減らしながら有酸素運動を行うことが可能です.

ストレッチと筋力トレーニング：無理のない範囲で，特に膝周りの筋肉を強化することで痛みの軽減にも繋がります. 特に筋トレは血糖降下作用が複数報告されており，有酸素運動と HbA1c の低下効果は差がなかったとも報告されていますので糖尿病患者さんへの運動としては重要です.

また，時間帯も重要です. 暑いときには朝や夜，寒いときには日中に歩くことで暑さや寒さを避けつつ運動することができます.

そして，肥満を背景にしているため，体重を減らすためにまず食事量を減らすというアプローチも重要です. 体重が減ることによって膝への負担も減りますし，運動療法より早く効果が出るため患者さんが受け入れやすいというメリットもあります. 管理栄養士とも連携し，患者さんのライフスタイルに合わせた総合的な治療計画を提供しましょう.

そのうえで，疼痛や痛みが著しい場合，整形外科やリハビリテーションの専門医と協力し，必要に応じて痛みの管理や膝のサポート治療を行うことも検討します.

● "裏"のアプローチ

ここまでが表のアプローチですが，実際は裏のアプローチのほうが重要かもしれません.

つまり，運動療法を勧めて，「膝が痛くて歩けない」「夏は暑いから歩けない，冬は寒くて外に出られない」というリアクションが返ってくるのは，「運動したいけどその障壁があってどうやってその障壁をクリアできるのか教えてほしい」という意味ではなく，「運動はしたくない」「早くこの話終わらせて薬出して」という真意があるケースが多々あります. そういった人に先程の表のアプローチで，「上半身は動かせますよね. 腕立て伏せをしましょう」とか「自転車に乗れば大丈夫ですから，エアロバイク買って下さい」と勧めても，「はいわかりました（そうじゃないんだよなぁ…）」と返ってくるのが関の山です.

もちろん，そのなかでも無関心期～関心期までさまざまな患者さんがいます. 無関心期の本当に勧める時期じゃない場合は情報提供のみに留めるべきだと思いますし，あまり細かくあれこれいうと余計に気持ちが離れることが多いです. ただし，何もいわないと「医者に運動は勧められていない」と勘違いするケースもあるので，さらっとはお伝えするのがよいと思います. そして，関心期の患者さんには「どういったことだとできるでしょうか」「もし，膝が痛くなかったらどんなことをしたいですか」「もし気候がよくなればどんなことをしようと思っていますか」などを尋ねるのも重要です.

一方，そういった患者さんの場合，医師が話している「運動＝長い時間走ること」のようなイメージを持っている人も多いです.

運動の大切な概念として，「Some Is Better Than None, More Is Better, and Earliest Is Best.（やらないよりは少しでもしたほうがよい，もっとできるならなおよいし，すぐ

IV. 運動療法のトラブル

に始めるのが一番よい）」いうものがあります．長い時間しないといけないということはありません．1分間歩くだけでも運動なのです．また，運動には「座位行動」「歩く」「中等度以上有酸素運動」「筋トレ」の種類があり，どれを行っても運動です．例えば，「座っている時間を少なくする」ことは時間，器具が必要なく，場所も選びません．いつでもどこでもできてしかも負担の少ない「運動」です．また，厳密には「運動」ではありませんが，身体活動を増やすという意味で「日常生活動作（ADL）」を増やすのも有効です．「運動」が大変なことというイメージから患者さんが脱却できれば大成功です．

ぜひ，指導される医療従事者の方々には正攻法である表の知識を持っていただいたうえで，裏のアプローチをしつつ患者さんが，ぐっとやる気が出てきたときに表のアプローチを勧めていく，ということをしていただきたいと思います．決して，表の理論だけで叩くことがないように注意しましょう．

（大坂貴史）

IV　運動療法のトラブル

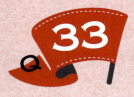

Q33 78歳男性，BMI18のやせ型の患者さん．「最近は外出しなくなった」と，奥さんが困っています．どう指導すればいいでしょうか？

ANSWER

- 自宅でできる運動から提案しましょう．
- 色んな人との交流を含めた外出は身体機能だけでなく認知機能面でも重要です．
- 複数の職種からのアプローチが重要です．

解説

　外出の機会が減り，奥さんが困っているというやせ型の高齢男性の患者さんに対する運動療法のアプローチは，筋力維持，転倒予防，社会的な孤立防止，そして日常生活の質の向上を目的とします．BMI 18 kg/m² というやせ型の体型からも，栄養状態の確認と筋肉量維持を考慮した運動指導が重要です．ここでは，患者さんの年齢や生活状況に応じた具体的な運動プログラムと，外出の動機づけについて詳しく説明します．

● 高齢者の運動の主な目的

　高齢者，特にやせ型の患者さんにおける運動の主な目的は，筋力を維持し，骨や関節の健康を保つことです．特に，外出が減少した場合，以下のような問題が発生する可能性が高くなります．

1. 筋力低下とサルコペニアのリスク

　サルコペニアとは，加齢に伴う筋肉量の減少を指し，体力の低下や転倒リスクの増加，さらには日常生活動作（ADL）の低下を引き起こす可能性があります．BMI 18 kg/m² のやせ型高齢者は特にサルコペニアのリスクが高く，筋力低下による自立度の低下が懸念されます．

2. バランス感覚の低下と転倒リスク

　外出が減ると，歩行機会の減少によりバランス感覚が弱まり，転倒のリスクが高まります．高齢者の転倒は，骨折や寝たきり状態につながる重大なリスクであり，これを予防するためのバランス強化も運動療法の重要な目的の1つです．

IV. 運動療法のトラブル

3. 精神的健康と社会的孤立のリスク

　外出が減ることで，患者さんは社会的な接触が減り，精神的な孤立感を抱く可能性があります．高齢者にとって，社会的なつながりは心の健康にも大きく影響します．また，人との交流は認知機能を維持するうえでも重要です．運動を通じた交流の場や活動は，身体だけでなく，精神的な健康の維持にも役立ちます．

● 具体的な運動プログラムの提案

　そういったことを踏まえて，高齢のやせ型の患者さんには，無理なく続けられる運動を段階的に提案することが重要です．体重が軽いため，過度な負荷をかけることなく，柔軟性やバランス，筋力を向上させる運動を選択します．本来ならば身体機能を評価するのがベストですが，なかなか外来では難しいケースもあります．せめて，握力，5回椅子立ち上がり時間，開眼片足時間は測定しておくと身体機能が把握しやすくなります．また，患者さんへの提案は奥様の眼の前で行うことが重要です．

　最初の段階としては自宅で行える運動を提案し，外出機会の少ない患者さんでも，日常的に身体を動かすことができる環境を整えることが大切です．

椅子を使ったスクワット：椅子を使うことで，体のバランスを保ちながら膝や腰に負担をかけずに下半身の筋力を強化する運動です．特に，脚の筋力を強化することが，転倒予防に役立ちます．

足踏み運動：その場で行う足踏み運動は，心肺機能の維持や下肢筋力の向上に役立ちます．1～2分程度から始め，無理のない範囲で少しずつ運動量を増やしていくよう指導します．

ストレッチ：柔軟性を維持するために，全身のストレッチ運動を提案します．タオルや柔らかいバンドを使って腕や脚を伸ばすストレッチは，可動域を広げ，筋肉の柔軟性を保つために有効です．

　それらがこなせるようになってきたら，次はバランストレーニングです．やせ型の高齢者は筋肉量が少ないため，バランス感覚の低下による転倒リスクが高くなります．転倒を防ぐためのバランス強化運動を取り入れることが重要です．

片足立ち練習：テーブルや椅子に手を添えながら片足で立つ練習は，バランス感覚を鍛える効果があります．最初は数秒ずつ行い，徐々に時間を延ばしていくことが目標です．

足の指を使った運動：足の指でタオルを掴むなどの簡単な運動は，足の筋力やバランス感覚を強化し，転倒予防に役立ちます．また，椅子に座ったまま実施できますので安全に行うことができます．

　身体機能があまり落ちていないケースでは最初から外出しやすくなるアプローチを推奨します．

短い散歩を習慣化：少しだけでも歩きませんか？と提案します．近所を散歩するだけでも，全身の運動となります．患者さんの体力に合わせ，無理なくできる範囲で少しずつ距離や時間を増やしていくように指導します．

趣味活動の再開：ガーデニングやペットの世話など，患者さんが以前楽しんでいた活動を再開させることで，自然に外出機会を増やし，体を動かす時間を増やすことができます．患者さんの趣味や以前行っていた身体活動を十分に把握しておくとよいです．

リハビリテーションや体操教室の活用：地域のリハビリテーション施設や高齢者向けの体操教室に参加することで，専門家の指導を受けながら安全に運動を行えます．ただ，こういった情報はあまり病院に回ってこないのが欠点です．市役所などに頼んで病院にも案内を回してもらえるようにすると勧めやすくなります．

• その他のポイント―栄養管理・社会的交流

　また，やせ型の患者さんにとっては運動だけでなく，栄養状態の改善も大きな課題です．栄養と運動のバランスをとり，筋力と体重の維持を図ることが必要です．この患者さんのように BMI が 18 kg/m^2 というのはサルコペニアのハイリスクもしくはすでにサルコペニアの可能性もあります．管理栄養士と相談しながら，エネルギー量の確保とたんぱく質の積極的な摂取が重要です．

　そして，重要なことの1つとしてはいわゆるトレーニングというよりも家族や友人との交流を促すということです．家族や友人との交流を通じて，体を動かすことが楽しいものと感じてもらうことが大切です．家族と一緒に散歩をしたり，友人と体操教室に参加したりすることで，運動を通じた社会的なつながりが生まれ，継続しやすくなります．

• 認知機能が低下している場合

　ただ，こういったなかでかなり深刻なケースもあります．すでに認知機能がかなり落ちてしまい，何をする気力も失っている場合もあり，そういった場合には上記の話はなかなか当てはまりません．認知症の専門医やケアマネージャーとも連携を取り，その人にあったトータルケアを提案していくことが重要です．

（大坂貴史）

Ⅳ 運動療法のトラブル

Q34
2型糖尿病，70歳代女性の患者さんでHbA1c 8～9%で経過しています．毎日犬の散歩もかねて2時間近く歩いていますが，体重も減らず血糖値もよくなりません．どうアドバイスしたらいいですか？

ANSWER

- まずは毎日習慣化されている散歩について，その努力に賞賛の気持ちを伝えます．
- そのうえで，散歩の時間帯や食事量，間食・運動の強度を確認します．
- 効果が出ていない現状への想いを傾聴し，効果の出る方法を一緒に探っていきます．
- 低血糖予防・脱水予防についても同時に確認していきます．
- 運動療法を禁止あるいは制限をしたほうがよい場合もあるので医学的評価（メディカルチェック）は欠かせません．

解説

● 高齢者糖尿病の血糖コントロール目標

日本糖尿病学会と日本老年医学会が合同で2016年5月に高齢者糖尿病の新しい血糖コントロール目標を発表しました．治療目標は，年齢，罹病期間，低血糖の危険性，サポート体制などに加え，高齢者では認知機能や基本的日常生活動作（ADL），併存疾患なども考慮して個別に設定すると定めています．食事療法や薬物療法などを鑑みて，個別的な目標設定を医療者，患者両者ともに共有しておく必要があります（p.41，Q10 図1参照）．

● 運動療法の支援

患者の病状・コントロール状態に応じて，運動の「種類」「強度」「時間」「頻度」などを決定することが重要となっています．
「種類」：歩行は全身の有酸素運動として勧められている手段の1つです．一般的には有酸素運動とレジスタンス運動の併用が，それぞれ単独での実施と比べて最もHbA1cが低下するといわれており，レジスタンス運動の追加の提案をしていくことで，運動の効果につながることが予測されます．高齢者においては特にバランス運動，ストレッチングを追加することで，生命予後，ADL維持，フレイル予防，認知機能低下の抑制にも有用であるといわれています．

QUESTION 34

表1 自覚的運動強度（RPE）の測定

RPE 点数	強度の感じ方
6	
7	非常に楽である
8	
9	かなり楽である
10	
11	楽である
12	
13	ややきつい
14	
15	きつい
16	
17	非常にきつい
18	
19	最高にきつい

（日本糖尿病療養指導士認定機構編・著：糖尿病療養指導ガイドブック2024，メディカルレビュー社，73，2024 より）

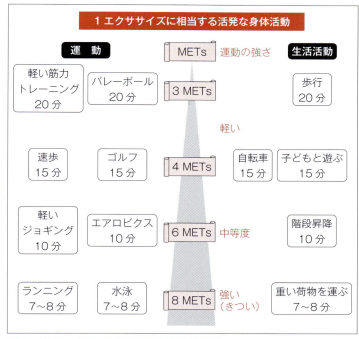

図1　1エクササイズに相当する身体活動

（厚生労働省：健康づくりのための運動指針2006，7，2006［https//www.mhlw.go.jp/shingi/2006/07/dl/s0719-3c.pdf　2025年2月閲覧］より改変）

「強度」：運動強度の簡易的な指標として自覚的運動強度（rate of perceived exertion：RPE）があります．この指標では，「楽である」または「ややきつい」と感じる程度が至適運動といわれています（表1）．RPE点数を10倍した値がおおよその心拍数に相当します．目標心拍数は「安静時心拍数＋0.5×（最大心拍数－安静時心拍数）」で算出されます．最大心拍数は，簡易的には「220－年齢」で推定できます．

また運動強度の基準として，身体活動時の代謝量を安静座位時の代謝量で除したものをMETs（metabolic equivalents）で表現する方法があり，20分間の歩行（70 m/分）で3 METsに相当するといわれています（図1）．このような方法から，強度について見直すことで運動の効果につながることが予測できます．

「時間」：運動持続時間は糖質・脂質の効率のよい燃焼のためには中等度の強度の有酸素運動を20分以上の持続が望ましいといわれており，METsを用いた簡易計算式「METs×体重×運動時間（h）」によって簡易的に運動のエネルギー消費量（kcal）が求められます．1日あたりの総エネルギー消費量は，基礎代謝量（約60％），食事誘発性体熱産生（約10％），運動性体熱産生（0〜10％），非運動性体熱産生（20〜30％）に分けられます．

非運動性体熱産生（non-exercise-activity thermogenesis：NEAT）とは生活活動としてのエネルギー消費であり，姿勢の保持や家事，買い物，通勤などの移動，余暇活動など，

Ⅳ．運動療法のトラブル

表2　年代別の身体活動基準

血糖・血圧・脂質に関する状況		身体活動（生活活動・運動）※1	今より少しでも増やす（例えば10分多く歩く）※4	運動	運動習慣を持つようにする（30分以上・週2日以上）※4	体力（うち全身持久力）
健診結果が基準範囲内	65歳以上	強度を問わず，身体活動を毎日40分（＝10エクササイズ／週）		—		—
	18～64歳	3METs以上の強度の身体活動※2を毎日60分（＝23エクササイズ／週）		3METs以上の強度の運動※3を毎週60分（＝4エクササイズ／週）		性・年代別に示した強度での運動を約3分間継続可能
	18歳未満	—		—		—
血糖・血圧・脂質のいずれかが保健指導レベルの者		医療機関にかかっておらず，「身体活動のリスクに関するスクリーニングシート」でリスクがないことを確認できれば，対象者が運動開始前・実施中に自ら体調確認ができるよう支援したうえで，保健指導の一環としての運動指導を積極的に行う．				
リスク重複者またはすぐ受診を要する者		生活習慣病患者が積極的に運動をする際には，安全面での配慮がより特に重要になるので，まずかかりつけの医師に相談する．				

※1：「身体活動」は，「生活活動」と「運動」に分けられる．このうち，生活活動とは，日常生活における労働，家事，通勤・通学などの身体活動を指す．また，運動とは，スポーツなどの，特に体力の維持・向上を目的として計画的・意図的に実施し，継続性のある身体活動を指す．
※2：「3METs以上の強度の身体活動」とは，歩行またはそれと同等以上の身体活動．
※3：「3METs以上の強度の運動」とは，息が弾み汗をかく程度の運動．
※4：年齢別の基準とは別に，世代共通の方向性として示したもの．
（厚生労働省：健康づくりのための身体活動基準2013，2013［https://www.mhlw.go.jp/stf/houdou/2r9852000002xple.html　2025年2月閲覧］より作成）

さまざまな活動が含まれます．一般的に生活活動と運動を合わせたものを身体活動と表現します．NEATは身体活動の大部分を占めるので，NEATを増やすことも重要であり，情報収集の強化が必要と感じます（表2）．

「頻度」：運動の実施頻度は週に3～5日以上，細切れでも通算150分以上の運動を行うと減量や血糖コントロールに効果的であるといわれており，患者の負担にならない頻度や時間のすり合わせを行い，継続を後押しできるような声かけを行っていきます．食後1時間頃に行うなど効率のいい時間帯や効果の出やすいウォーキングフォームの提案など無理のない効果的な方法を話し合いましょう．

● 高齢者糖尿病の運動療法上の注意

運動療法を禁止あるいは制限したほうがよい場合があるので，支援前に医学的評価（メディカルチェック）・転倒リスクを評価する必要があります．また，せっかくの運動療法により胼胝や靴擦れなどを起こしては元も子もありません．正しい靴の選び方を含めたフットケアにも目を向ける必要があります．その他，低血糖や脱水を防ぐためにも，食事

時間や薬物療法，休息方法にわたるまでの総合的な兼ね合いもきちんと評価する必要があります．

（畔地裕弓）

参考文献

1）日本糖尿病学会ほか 編・著：高齢者糖尿病治療ガイド 2021，文光堂，49-53，2021
2）日本糖尿病療養指導士認定機構 編・著：糖尿病療養指導ガイドブック 2024，メディカルレビュー社，71-78，2024

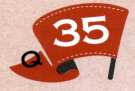

IV 運動療法のトラブル

Q35 運動療法を頑張り過ぎて，足に胼胝を作ってしまう患者さんがいます．やる気をそぎたくないので，運動を控えてといいにくいです．どう伝えればいいですか？

ANSWER

- まずは運動できていることを承認，支持してください．
- 胼胝の原因を，運動の種類や時間，靴の状態などから多角的にアセスメントします．
- 運動内容や時間の変更など，胼胝形成を軽減できるような運動療法を一緒に検討します．

解 説

・胼胝（鶏眼）とは

胼胝は「タコ」とよばれ，皮膚の角質層が厚くなった状態をいいます．一方，鶏眼は「ウオノメ」とよばれ，角質の層が深部に向かっても増殖します（図1）．中心に芯があるのが特徴で，これが神経を圧迫するため痛みを伴います．胼胝・鶏眼は放置すると皮下出血や皮膚損傷，また損傷部位からの感染を起こすリスクがあります．

・胼胝（鶏眼）を作りにくくするための工夫

適切な靴の選択：足趾が自由に動かせるつま先が細くないもの，幅がきつくないもの，踵が高すぎないものを選択しましょう．また足のサイズは1日のなかでも変化しますので，大きさが調整できるひも靴を選択するとよいでしょう．

インソールの使用：柔らかめの素材のインソールを使用することで患部への圧迫や摩擦を軽減します．

・胼胝（鶏眼）ができてしまったときは

サリチル酸（スピール膏™）は疼痛緩和，角質を軟らかくする目的で使用する場合は問題ありませんが，周囲の正常な皮膚を浸軟し新たな傷を形成する可能性があるため，使用は慎重に行いましょう．

胼胝や鶏眼を剃刀やはさみなどで処置する場合，新たな傷の形成や出血のリスクがある

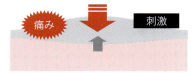
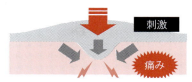

図1 胼胝（タコ）と鶏眼（ウオノメ）の違い

表1 変化ステージにおける最も有効な変化のプロセス

ステージ	主に用いられる最も有効な変化のプロセス
前熟考期	意識の高揚，感情体験，環境の再評価
熟考期	自己の再評価，意識の高揚，感情体験
準備期	自己解放，意識の高揚，感情体験
行動期	逆条件付け，援助関係の利用，強化マネジメント，刺激のコントロール
維持期	逆条件付け，援助関係の利用，強化マネジメント，刺激のコントロール

（添田百合子：22 トランスセオレティカルモデル（変化ステージモデル）．看護実践に活かす中範囲理論，第3版，野川道子 ほか 編・著，メヂカルフレンド社，415，2023 より一部改変）

ためできるだけ避けましょう．もし自己で行う場合は，比較的安全な電動のグラインダーやガラスやすりなどの使用をお勧めします．

やる気をそがないための支援について

変化ステージモデル（表1）[1]から，この人はすでに運動を開始しているため，実行期，維持期にあると考えられます．この時期に有効な介入方法として，逆条件付け（新しい行動や考えを取り入れて問題行動と置き換えること）や強化マネジメント（問題行動を制御したり維持したりする際に随伴する内容を変化させること）という介入が有効とされています（表1）[1]．

また，自己効力感を高める方略として，言語的説得（言葉による励ましや自己強化），生理的・情動的状態（気づきを高める，リフレーミング）があります[2]．これらのことから，

- 現在運動療法が実行できているという事実を認め，その頑張りを称賛する（強化マネジメント，言語的説得）．
- 胼胝形成となっている原因を特定する．
  → 足底部や足趾に圧が強くかかる運動の有無，運動時間，運動に対する思いなどを多角的にアセスメントする．
- 胼胝形成の原因をできるだけ除去し，実現，継続可能な運動内容を一緒に考える（逆条件付け）．

→具体的には足底部に強く圧がかかるジョギングなどは少し控え，サイクリングや水泳，椅子を使用したレジスタンス運動などに変更する．

以上のような支援が有効であると考えられます．

(倉岡賢治)

文献
1) 添田百合子：22 トランスセオレティカルモデル（変化ステージモデル）．看護実践に活かす中範囲理論第3版，野川道子ほか 編・著，メヂカルフレンド社，415，2023
2) 安酸史子：糖尿病患者のセルフマネジメント教育―エンパワメントと自己効力，改訂第3版，メディカ出版，127，2021

参考文献
1) 日本フットケア学会：フットケアと足病変治療ガイドブック，第3版，医学書院，2017
2) 島袋瑞枝：思うような成果が出ず治療をがんばりすぎているとき．糖尿病ケア 21：41-45，2024

患者さんからの疑問にどう答える？

「運動療法を頑張っていたのに，運動を控えるようにいわれました．なぜですか？」

ANSWER

- 合併症の重症化を阻止できるなど，運動を控えることで得られるメリットを強調します．
- 頑張りを支持・承認し，合併症の種類や程度に応じて，運動を制限する必要のある場合もあるため，適切な運動療法を検討します．

1.「運動を控えるべき」状況

以下のようなケースが考えられます．

- 低血糖が頻発する場合や，増殖前網膜症以上，虚血性心疾患や心肺機能に障害があるなど「運動療法を禁止・あるいは制限したほうがよい場合」[1] にあたるとき．
- オーバートレーニングになっているとき．
- 自律神経障害や，足に潰瘍などがある場合（足潰瘍に本人が気づいていない，もしくは重大なことと思っていないことがある）．

2. 医学的評価（メディカルチェック）を受け，その人にあった運動の決定を

例えば，増殖前網膜症の場合，呼吸を止めていきむような活動は禁忌[2] となることがあります．運動療法開始前には合併症（網膜症，腎症，神経障害など）の評価，心血

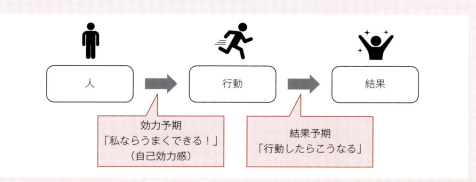

図1 結果予期と効力予期

管疾患のスクリーニングなどを行い，その人に合った運動の種類や強度，時間などを決定することが大切です．

3. 自己効力感を用いたアプローチ

効力予期を高めること，プラスの結果予期を持つことでよりよい行動変容が望めるとされています（図1）．

- **効力予期を高める**：同じような運動をしている人の成功例を提示する，本人の頑張りを承認する，励ますなどを行うなど，できるという自信をつけることです．
- **プラスの結果予期を持つ**：運動内容を今よりも控えることで，血糖値が安定し合併症の進行が抑制できるなど，行動変容することで得られる明るい未来をイメージしてもらうことが大切です．

（倉岡賢治）

文献
1) 日本糖尿病学会 編・著：糖尿病治療ガイド 2024，文光堂，48，2024
2) 日本糖尿病学会 編・著：糖尿病診療ガイドライン 2024，南江堂，73，2024

参考文献
1] 安酸史子：糖尿病患者のセルフマネジメント教育—エンパワメントと自己効力，改訂第3版，メディカ出版，2021

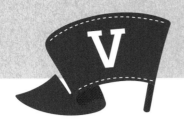

食事療法のトラブル

V 食事療法のトラブル

Q36 40歳代女性の患者さん．摂取エネルギーが少ないにもかかわらず，体重がなかなか減りません．どのように対応したらよいでしょうか？

ANSWER

- 食事調査には患者さんの"意図しない過小な申告"と"意図的な虚偽の申告"という2つの誤差が発生します．
- 食事の聞き取り方を工夫することで誤差を最小にすることができます．
- エネルギー摂取量の把握が難しい場合は食行動の変容という観点から介入方法を工夫しましょう．

解 説

　体重はエネルギー摂取量の過不足以外にも活動量，浮腫や脱水，甲状腺機能低下症や糖尿病などの疾患，薬物の副作用などによって変動しますが，今回はBMI25以上の肥満の人で，前述のような体重に影響する要因のない人を対象に考えます．
　食事調査によるエネルギー摂取量と実際のエネルギー摂取量に誤差が出てしまう原因には，患者さんの"意図しない過小な申告"と"意図的な虚偽の申告"があります．食事調査にこのような誤差があることは大前提ですが，食事の聞き取り方を工夫することで誤差を最小にすることができます．一方で正確なエネルギー摂取量を把握することだけに固執せずに，「今より減らす」という考え方や，食行動の変容という観点から介入方法を工夫することも大切です．

食事調査で起こりうる誤差

1. 意図しない過小な申告

　栄養指導でよく行われる食事記録法や24時間食事思い出し法は自己申告に基づくものですが，患者さんが意図していなくても過小申告が起こる可能性があり，特に肥満者でその傾向が強くなります[1]．また摂取量は日によってばらつきもあります（日間変動）．そのため食事調査法によって得られるエネルギー摂取量を本当のエネルギー摂取量と考えて栄養指導を進めていくのは難しく，エネルギー摂取量の過不足の評価はBMIや体重変化量を用いることが基本となります．

QUESTION 36

表1　食事記録に記載されていない情報

肥満：エネルギー摂取量が多い，高齢者以外は 30 kcal/kg/ 日以上であることが多い
年代：成長期の子どもがいる場合は洋風・肉食が多い
単身：食品数が少ない，外食が多いことにより野菜不足
外食：肉食多く魚・大豆・野菜不足，朝食がパン食では，とくに大豆類不足
昼麺：夕食過食傾向
菓子：記載がないか記載を忘れている（甘くない菓子は忘れる）
飲酒：外での飲酒は，飲酒量，つまみのエネルギー，たんぱく質過剰で野菜不足，飲酒後に何か食べている

（足立香代子：検査値に基づいた栄養指導，チーム医療，44，1999 より）

2. 意図的な虚偽の申告

　患者さんの思いを無視して無理に行動変容を促すと，心理的抵抗を生む可能性があります．心理的抵抗がみられる場合は虚偽の申告の可能性を踏まえて対応するほうがよいでしょう．自己効力感を高める関わりや行動変容へつながる関わり（動機づけ面接）を意識しこの医療者になら相談してもよいと思われるような関係づくりが必要です．

● 食事の聞き取り方の工夫

　"意図しない過小申告" の場合も "意図した虚偽の申告の場合" も，患者さんの申告による食事調査だけでは把握できない食事上の問題点を把握するには，体重減少に至らない問題点があることを念頭に置きながら聞き取りを行います[2]．例えば外でお酒を飲む人は，飲酒後にラーメンを食べたり帰宅後にまた食事をしたりすることが多いので，記載がなくても「飲酒後に何かを食べている可能性がある」と推測しながら確認をします（表1）．その他にも「趣味の習い事の後にみんなで集まってお茶をする」「テレビをみるときは菓子類を食べながらみる」などのように，何かの行動やイベントに紐付いて食べるという行為が行われている可能性もあるため，食事以外の生活行動についても聞き取ります．

　また菓子類や飲み物などは意識せずに食べていることもあるため，「間食はしていますか」という聞き方よりも，「チョコレートは食べますか」「グミは食べますか」「缶コーヒーは飲んでいますか」など具体的な食品を挙げながら聞き取ると「そういえば食べていた」と思い出すこともあります．医療者が指摘するよりも本人が自分で気付けるような聞き取り方をすると，患者さん自身が気付いた項目が改善すべき目標となり行動変容につながりやすくなります．

　他には患者さんの考えている「1人前」が医療者とずれていることもあります．「唐揚げ1人前」を医療者は3個と想定していても，患者さんは10個と想定していることもあります．フードモデルや食品写真を用いて具体的な量を聞き取ることも大切です．

　食事場面の聞き取りでは正確な状況が把握できない場合は，買い物場面（買い物の頻度や1回あたりの量や金額）や冷蔵庫の中身などを聞き取ります．別の角度から聞いてみると食事量との乖離がみられることがあり，過食の程度を推測できます．

Ⅴ．食事療法のトラブル

● 介入方法の工夫

　前述のように聞き取り方を工夫しても食事の問題点が把握できない場合は「摂取量を1,200 kcal にする」ではなく「今より 500 kcal 減らす」という観点でエネルギー摂取量の目標を設定することも有用です．エネルギー摂取量を減らす方法はさまざまありますが，「菓子のポーションサイズを小さくする」「15 時の間食をやめる」など患者さんが実行しやすい具体的な行動に落とし込むことが大切です．

　また食事状況の評価には，食べる内容だけでなく食習慣や食行動という視点からの把握をするのもよいでしょう[3]．食行動質問表は質問に答える過程で，患者さんがあまり認識していない食習慣における感覚の「ずれ」や食行動の悪い「くせ」について患者さん自身が気付くことができ，食行動を修正していく際の目安となります[4]．

　実際のエネルギー摂取量を正確に把握できなくても，聞き取り方や介入方法の工夫で減量につながるポイントが見つかるかもしれません．

（脇谷智美，鳥井隆志）

文献

1）厚生労働省：日本人の食事摂取基準（2020 年版），69-70，2020（https://www.mhlw.go.jp/content/10904750/000586556.pdf　2025 年 2 月閲覧）
2）足立香代子：検査値に基づいた栄養指導，チーム医療，44-45，1999
3）足達淑子 編：ライフスタイル療法 I，医歯薬出版，39，2001
4）日本肥満学会 編：肥満症診療ガイドライン 2022，ライフサイエンス出版，48-49，2024

V 食事療法のトラブル

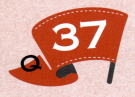

Q37 70歳代女性の患者さん．どうしてもおやつが楽しみでやめられないのですが，おやつをやめていただくにはどうしたらいいでしょうか？

ANSWER

- 「やめさせる」というのでなく，患者さんが自分で判断し，自分で決めることができるように関わりましょう．

[提案例]
・「昼食が少ないかもしれませんね．朝昼夕の3食をご飯とおかずの組み合わせでしっかり食べることができますか？」
・「おやつは何が好きですか？ どこの店の品がおいしかったですか？ 1回にどのくらい食べますか？ おやつを食べると血糖値はどうなりますか？」
・「散歩はできますか？ HbA1c はいくつだったかわかりますか？ どういうときにおやつを食べたいと思うのですか？」
・「家に1人でいるのですか？ 暇と感じていますか？ 趣味は何ですか？ 誰と一緒に食べるのですか？ 外に出かけませんか？」

解 説

● おやつを食べる理由はさまざま

　70歳代の女性糖尿病患者さんであれば元気でアクティブな人もいれば，腰が痛いなどで家にいることが多い人もいます．アクティブな人で肥満もなく，血糖コントロールも良好ならばおやつを楽しむことに医療者は何もいわないと思います．家にいることが多く，例えば足が悪い，痛いなどで活動量が少なく，肥満があり，HbA1c が高い場合，おやつを食べていることがわかるとつい「おやつをやめてください！」といいがちです．しかし家族が朝早く家を出るので朝食が早い，または昼食は1人で軽く済ませるのでおなかが空いておやつを食べるのかもしれません．あるいは家族，例えば夫がおやつが大好きなので一緒に食べるのかもしれません．またお母さんが好きだからと子どもがお菓子を買って帰るので，（夕食後に）食べるのかもしれません．おやつを食べるのは本人だけに問題があるのではなく環境も影響が大きいことを知りましょう．当院の糖尿病患者さんの調査では70歳代女性 2,490 例の 82％がお菓子を食べ，そのうち 72％が間食で食べていました．お菓子の1日当たりの総摂取エネルギー量は 132 kcal，間食のときのお菓子の摂取エネルギーは 128 kcal とやや少ないことから，食事と一緒に楽しんでいる人もいることが分かります．しかし間食のときのお菓子の炭水化物量は無視できないくらい大きいので細かな

Ⅴ．食事療法のトラブル

聞き取りも必要と推察されました．

● 患者さんが自分で判断し決められるように関わる

　まず医療者側の立場での「やめさせる」という命令口調，指示するという上から目線は患者さんの行動変容をほとんど起こさないと思ってください．患者さんが自分で判断し，自分で決めることが必須です．その目標ができたか，どの程度できたか，どうしたいと思っているかを次の診察でお聞きします．

　「お菓子が好き，この幸せを失いたくない」「もう年だから，好きなものを食べたい」「いつも先生から注意されるけど，変えられないのよね」．そういう人も多いですね．1つのやり方として，「昨日はどんなおやつでしたか？」と商品名をお聞きし，すぐホームページなどで検索して，エネルギー量，炭水化物量を確かめます．患者さんは「あら，そんなに多いの？」というかもしれません．次に炭水化物量の少ないもの，患者さんが食べたいと思うものを紹介します．クルミ，レアチーズケーキ，低糖質アイスなど今より少ない糖質のおやつでこれならばというおやつを選んでもらいます．それにより満足度が高まり，HbA1c が改善すればよいですが，体重は多分変わらないでしょう．

　お昼ごはんをほぼ決まった時間に食べているか，パンだけとか，菓子パン，インスタントラーメンだけになっていないか確認します．まずは卵とかツナとかたんぱく質のおかずを一緒に食べるように勧めます．次にほうれん草やブロッコリーの茹でたものなど作り置きのできる野菜を一緒に食べるように勧めます．お昼ご飯が充実していれば，おやつを食べなくても過ごすことができるかもしれません．

　持続血糖モニター（CGM）を使い，おやつの前後でグルコース値がどう変化するか患者さんと確認します．昼食後の3時のおやつの場合，昼食後に上がったグルコース値が少し下がったころにおやつを食べるので，そのまま下がらず，夕食の時間になっていることが多いです．どうしてもおやつが食べたい人には，夕食前にしっかりグルコース値が下がればいいのですから，昼食後に「食べたいお菓子を少し食べる」という提案をします．もしくは「おやつの後または前に散歩する」というのはどうでしょうか？今までの習慣がやめられないとしても，「血糖値が高くなるけど，お菓子が食べたい」と患者さんが理解していれば，HbA1c が高い理由はわかっているのでそれをどう工夫して下げましょうか，という会話につながります．

● 服用している薬剤にも注意

　患者さんがどんな薬を服用しているかによっても対応は異なります．血糖値が高いからと来院した初診の高齢女性患者さんで，スルホニル尿素（SU）薬のグリメピリド（アマリール®）を4mg/日の他に，DPP-4 阻害薬のシタグリプチン（ジャヌビア®）を50mg/日，SGLT2 阻害薬のイプラグリフロジン（スーグラ®）を50mg/日服用していました．

148

足はよろよろしているけれど，おやつは買いに行けるので自分で買って，毎日何かしら食べているということでした．娘さんの話では夕食後にベッドで「スナック菓子を食べていた」とのことでした．来院前日は食べなかったので，摂取エネルギーの推定値は 1,250 kcal でした．夕食は仕事から帰った娘さんが用意するので白米はごく少量です．「夕食後に低血糖があり，食べているのかもしれませんね」「動くのが面倒だからベッドで食べて，そのまま寝るから，血糖値が夜中高くて，HbA1c が高いのかもしれませんね」「結果として薬がどんどん増えてしまって，さらに夕食後の低血糖が起きてしまって悪循環になっていたかもしれませんね」というお話をしました．薬を減らし，夕食後のお菓子はやめてみたらどうなるか，CGM をつけて，観察してみましょうという具合になりました．

どうしても食べる気持ちを抑えられないけれど HbA1c は下げたいと思っている患者さんには，GLP-1 受動体作動薬を紹介することもあります．食べたい気持ちを以前より抑え，食べ過ぎず，血糖コントロールを改善し，体重を減少させられる患者さんもいます．

まずは頭から否定せず患者さんの気持ちや社会的背景を聞き出して，現状を把握し，体重を減らす気持ちを維持することが大切です．

（加藤則子）

Ⅴ 食事療法のトラブル

V 食事療法のトラブル

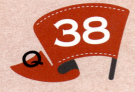

Q38 50歳代男性の患者さん．仕事時間が不規則な場合の食事は，どのようなことに気を付けるようにしたらよいのでしょうか？

ANSWER

- 寝る前の食べ過ぎやアルコール摂取に注意が必要です．
- 仕事内容，自分で食事時間を決められるか，空腹時間は長いか，ゆっくり食べる時間が確保できるかを確認します．
- 帰宅途中での買い物時の買いすぎや，炭水化物の重ね買いなどの組み合わせに注意が必要です．
- 薬剤作用も考慮して，食事時間を一定にする工夫を考えますが，一定にすることが難しい場合は，おにぎりなどの補食を検討したり，薬剤の変更も考慮します．

解説

不規則勤務の職業にはどんなものがあるでしょうか？タクシーやバス，トラックの運転手，工場勤務，警察官や消防士，看護師，介護士など病院勤務，空港勤務，工事現場などいろいろあります．まずは仕事を頑張っている様子を伺います．そして何時に食事ができるか，どこでどんな食事をしているかを聞き，栄養分析をします．そして不足する栄養素が摂れるような食材を紹介します．

当院での50歳代男性2,681例の分析では朝食を食べない人が7％おり，多くの人が朝ご飯を6時から10時までには食べていました．多くの患者さんで魚料理が少なく，野菜料理は多くても1日1回程度，果物・乳製品摂取も少ないためビタミンD，ビタミンA，ビタミンC，カルシウムの不足が目立ちます．朝食を抜く人，12時過ぎに朝食（3食のうち最初の食事）を摂る人はBMIが25 kg/m^{2}以上の肥満であることは注目すべきでしょう．

• アルコールなどで気を付けること

仕事中は食事がしにくかったり，炭酸飲料やスポーツドリンクを飲む人もいます．活動量にあっていればよいのですが，多くの人の場合，糖分の過剰摂取となっていることが多く，これが高血糖をもたらし，血糖コントロールが悪化しがちです．この場合，水やお茶など糖分のない飲料に変えて，どうなるか様子をみてもらいます．

仕事のあとにアルコールを飲みながら食事をする人も多いです．エネルギー量も多くなるため，体重増加に注意します．飲まないと眠れないという人もいますので，その場合は

睡眠導入剤を紹介します．薬はアルコールと一緒に飲まないこともポイントです．アルコールを飲みたい気持ちはわかりますが，依存症になると酒量が増え，危険です．ノンアルコールビールなども美味しくなりましたので，提案します．夜勤明けの職場仲間でたっぷりアルコールを飲んでいる人はそのグループでいつも行動するので，抜けることが難しそうです．そうした場合は，アルコールを飲んだ量と同じ量の水を飲むことがコツです．ウーロン茶ならばウイスキーのようにみえるのでお勧めです．炭酸水で割ると薄いお酒でも美味しく飲みやすくなりアルコールを減らせるという提案もしています．またストレスはないでしょうか？ストレスで酒量の増えている人もいます．

　これらの職業で，糖尿病のある人でも血糖コントロールが良好な人がいます．その多くは余暇に運動している，肥満でない，血糖値をしっかり把握しているという印象があります．時々でもいいですから血糖自己測定（SMBG）または持続血糖モニター（isCGM/CGM）をお勧めします．空腹時間が長いとその後に食べた糖質が素早く吸収され，血糖値も早く上がるというイメージを持ってもらいます．しっかりとした運動をするとその効果が2～3日持続し，血糖値の上昇を抑えられることを情報としてお伝えします．

● ライフスタイルに合わせた食事や薬剤の工夫

　糖質の少ない食事や食品を利用している人も多いです．コンビニエンスストアによっては低糖質コーナーがあり，低糖質パンも簡単に買えるようになりました．インスリン注射の患者さんでしたら，糖質量にあったインスリン量を打つことが可能ですが，飲み薬の場合はなかなか微調整ができないので難しいと思います．ですから，寝る前の糖質は少なくしておくことを説明します．

　ご家族，または自分でお弁当を持参し，食事の量やバランスを調節している人もいます．職場に宅配食を持って行って，解凍・加熱して食べる人もいます．このやり方は味の好みや価格に問題がなければよいアイデアだと思います．ゆっくり食べたり，野菜を最初に食べることで血糖値の上昇を抑えやすい方法も続けていただきたいです．

　おなかが空いているときや，割引の商品があったりするとつい買い過ぎてしまうということもよくある話です．血糖値が高く，体重コントロールがうまくできないならば，主治医と相談し，GLP-1受動体作動薬の利用も説明します．経済効果と満足度のバランスが取れているかがポイントです．

　勤務の日は食事量を抑えられるが，休みの日は食べ過ぎてしまうという人がいます．休みの日は片付けや買い物で忙しく，運動できない，疲れて寝ている，という人も多いですが，休日にしっかりジムに行ったり，登山をしたり，ジョギングをしたりしている人もいます．食事量と体重のバランスがうまくとれるように，毎日体重を測ること，そしてその記録を患者さんと一緒に確認する（考える）ことが大切です．アプリを使って食事の写真を記録（アップロード）している患者さん方がいます．写真をふり返ることで，栄養のバランスに気を付けることができます．写真には撮った時間も記録されていますので，何時

のどんな食事で血糖値が高くなりやすいかを CGM で自分で研究している患者さんもいます．先日は「同じ昼の時間に食べたのに，ハムとチーズのバゲットサンドにコーヒーのほうが唐揚げ定食よりグルコース値が高くなるのはどうしてだろうか？」と質問した患者さんがいました．定食のご飯は半分残すそうです．「もしかしたらサンドイッチのほうが早く食べ終わるからかもしれないですね」と返答しました．「次回はゆっくり食べてみます」とおっしゃっていました．このように，患者さんが自分の食事に自分自身で気づくように支援することも重要です．

　食事を抜いてしまい，薬を飲まず，残薬ありという患者さんが時々います．薬を飲むために食事をするという人もいます．仕事中の 1 食は栄養補助食品（カロリーメイト® ブロック）にしている患者さんもいます．確かに血糖上昇は少ないです．ただし，他の 2 食は食物線維の多い献立にすることを提案しました．いずれにしても医師に相談してどのような食事が自分のライフスタイルや食生活に適しているか，納得してきちんと服薬してもらうようにしましょう．

（加藤則子）

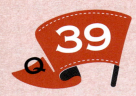

V 食事療法のトラブル

Q39 60歳代男性の患者さん．野菜が好きではない患者さんに野菜を食べるようにいっても食べてくれません．どのようにアプローチしたらよいでしょうか？

ANSWER

- 「野菜を食べる」という行動につながらない理由を考えましょう．
- 知識不足で恩恵（メリット）を感じられていない場合は，分かりやすく説明しましょう．
- 嗜好や技術，経済的な理由などで負担（デメリット）を感じている場合は，それぞれの対処法を考えましょう．

解説

　糖尿病の食事療法にはエネルギー摂取量や炭水化物量のコントロール，低 GI（glycemic index）食などさまざまあり，「野菜の摂取量を増やすこと」の優先順位が1番になることは少ないかもしれませんが，食べないよりは食べたほうがよいのは共通認識だと思います．

　「食べるようにいっても食べてくれない」というのは，「野菜を食べる」という行動を起こすことによる恩恵（メリット）よりも負担（デメリット）のほうが大きいため行動が起こらないのかもしれません．

● 野菜を食べることのメリット

　野菜に多く含まれる食物繊維の積極的な摂取によって HbA1c，空腹時血糖値，食後2時間血糖値が有意に低下し，インスリン抵抗性の指標である HOMA-IR 指数も改善したという報告もあり，「糖尿病診療ガイドライン 2024」においても2型糖尿病の血糖コントロールのために積極的な食物繊維摂取は有効であるとされています[1]．

　また，「毎食最初に野菜をよくかんで食べること」を教育すると，血糖コントロールが改善したという報告があります[2]．野菜を先に食べることだけでなく「よくかむ」などの他の教育内容が影響している可能性もありますが[3]，エネルギーや糖質，脂質などの栄養素の制限や，糖尿病食事療法のための食品交換表を用いた教育よりも，何を最初に食べるか，どのように食べるかといった"食べ方"を重視するシンプルな教育は，簡便で患者さんも負担なく継続できる可能性があります．

　こうした知識の不足で野菜を食べることのメリットを感じられていないという場合は，メリットを分かりやすく説明する必要があります．

153

Ⅴ．食事療法のトラブル

野菜を食べることのデメリットと対処法

　野菜の味が苦手という嗜好的なものの他にも，野菜の準備や調理が面倒，難しいという技術的なもの，野菜を購入することが難しいという経済的なものなどさまざまな理由が考えられます．

1. 嗜好的な理由の場合

　「野菜が好きではない」といっても，すべての野菜が苦手なわけではないかもしれません．丁寧に話を聞いてみると「ピーマンは苦手だけど実はブロッコリーなら食べられる」ということもあります．またフルーツトマトのように野菜の苦味，えぐみ，渋みを感じにくい野菜もあります．

　調理法によっても味や食感は変化するので，「サラダは苦手だけど煮物なら食べられる」という場合は具体的な調理法をお伝えすることもあります．生野菜は，ビタミン・ミネラルの喪失が少なく，よく咀嚼する必要があるためゆっくり食べられることなどが利点である一方で，加熱野菜は，嵩が減る，軟らかくなるので食べやすいという利点があります．それぞれの特徴を理解したうえで患者さんの嗜好に合わせた対応をすることが望ましいでしょう．

　また，食物繊維の摂取源は野菜以外にも穀物，果物などがあります．どうしても野菜が苦手で摂取できない場合には主食を白米から玄米や麦飯に変えることを勧めたり [4]，白米単品で摂取していることにより食後高血糖が起こっている場合には，まず主菜を加えることから始めるよう勧めることも，血糖コントロール改善の一助となるかもしれません．

2. 技術的な理由の場合

　調理ができない，準備することが面倒という理由で野菜を食べていない患者さんには，簡単にアクセスできるような仕組み作りを提案します．

　刺激統制（環境調整）法を利用した"野菜を摂るきっかけを増やす"方法を**表 1** に示します [5]．表の方法以外にも，カット野菜や調理不要で食べることのできるトマトやきゅうりなどの生野菜を紹介することもあります．また毎食は難しいという場合は1日のなかでどこか1食だけでも食べることはできないか，外食が多い場合は単品ではなく定食を頼むようにする，野菜をたくさん食べることのできるお店を見つけておくなど患者さんのライフスタイルに合わせた目標を設定します．

　野菜を食べるという行為には，献立を考える→買い物に行く→食材の下ごしらえ→調理→盛り付け→余った食材をストックする→使った調理器具を洗う→食後に食器を洗うという非常に多くの行程が存在しています [6]．一連の工程のどこにつまずきがあるのかを考え，対処法を一緒に考えます．

154

QUESTION 39

表1　野菜を摂るきっかけを増やす具体的な方法

刺激統制（環境調整）法の具体例

- 前日の夕食を残しておき，朝すぐ摂れるようにしておく
- 冷凍野菜や缶詰を利用する
- 道の駅で野菜をたくさん買っておく
- 野菜の入ったスープや煮物を冷蔵庫に入れておく
- プチトマトやピクルスなど，すぐ食べられるものを用意しておく
- 常備菜を冷蔵庫に入れておく

（野崎剛弘ほか：よりよい患者理解のために－行動医学からみた各疾患領域　糖尿病．臨栄 132：766-772，2018 より）

食事療法の支援で必要なこと

　変化した行動を維持していくには，継続できるようなアプローチが必要となります．行動の後に好ましい結果（正の強化子）が伴うとその行動は増え，好ましくない結果（負の強化子）が伴うとその行動は減ります[7]．患者さんにとって何が強化子となるかを考えることが大切ですが，一般的に治療者からの称賛，検査値や体重の改善は正の強化子となるため，具体的な行動と結びつけて評価するとよいでしょう．

　また近年は医療健康行動に関する行動経済学の研究が進んでいます．「分かっているけどできない」というような非合理的な行動への対応や[8]，行動経済学的なバイアスを逆に利用して，積極的な医療健康行動を促進しようとするナッジの取り組みもあります[9]．

　今後は食事療法の知識や行動療法の知識に加えて行動経済学の視点も取り入れた関わりも求められています．

（脇谷智美，鳥井隆志）

文献

1) 日本糖尿病学会 編・著：糖尿病診療ガイドライン 2024，南江堂，48-49，2024
2) Imai, S et al：A simple meal plan of 'eating vegetables before carbohydrate' was more effective for achieving glycemic control than exchange-based meal plan in Japanese patients with type 2 diabetes. Asia Pac J Clin Nutr 20：161-168, 2011
3) 佐々木敏：糖尿病の食事療法．内科 121：39-42，2018
4) 佐々木敏：佐々木敏の栄養データはこう読む！第 2 版，女子栄養大学出版部，260-268，2020
5) 野崎剛弘ほか：よりよい患者理解のために－行動医学からみた各疾患領域　糖尿病．臨栄 132：766-772，2018
6) 佐々木美保ほか：行動変容に関する代表的理論・概念・技法　意思決定バランス・ゴール設定．臨栄 132：720，2018
7) 足達淑子 編：ライフスタイル療法 I，医歯薬出版，12，2001
8) 大竹文雄ほか 編・著：実践　医療現場の行動経済学，東洋経済新報社，214-228，2022
9) 髙橋勇太ほか：行動変容を導くナッジの効いた保健活動　1 なぜ，今ナッジなのか？保健師ジャーナル 77：60-65，2021

Ⅴ 食事療法のトラブル

Q40
50歳代男性で「アルコールを飲むときは，ご飯は食べない」という患者さんがいます．食べるように指導したら太るように思いますが，どのように返答するのがよいでしょうか？

ANSWER

- アルコールは1gあたり7kcalありますが，栄養素（糖質・たんぱく質・脂質・ビタミン・ミネラル・食物繊維など）を含んでいません．
- アルコールを飲む際，ご飯を食べないことでエネルギー調整をしているつもりでも，アルコールは思ったよりもエネルギーが高い可能性があります．

解説

● アルコールとおつまみの種類・量を確認する

　まずはじめに，糖尿病患者さんとアルコールの話をするうえで，アルコールの種類（炭水化物を含むか否か）や摂取量を確認することは大切なことです．患者さんが飲んでいるアルコールの種類やアルコール度数，飲んでいる量がどのくらいかという点をしっかりと聞き取ります（表1）．それに加え，飲酒する際のおつまみの種類を把握することも重要なポイントです．例えば，ギョウザやポテトサラダをおつまみにする場合は，その量にもよりますが，ご飯（以下，ご飯＝米飯とします）は食べないあるいは量を控えるほうがよい場合もあります．

　過度な飲酒は，血糖コントロール，肝疾患，糖尿病性神経障害の悪化につながります[1]．

　医師の許可がある場合には，適切な範囲内（1日あたりアルコール量25gまで）の飲酒量であるかを確認します[2]．

● アルコールは7kcal/gあるにもかかわらず「エンプティカロリー」ともよばれる

　この患者さんが50歳代男性という情報のほかに，いくつかの点を想定して話を進めたいと思います．まず，「アルコールを飲むときは，ご飯は食べない」としている点で，飲酒しながら米飯を食べるとエネルギーオーバーになると思い，体重管理のために米飯を食べないようにしているのだと思われます．

　米飯の適量は，指示エネルギー量によって異なります．一般的に指示エネルギー量の40〜60％を炭水化物から摂取します[3]．

　指示エネルギー量1,800kcal/日，炭水化物エネルギー比を55％とすると，炭水化物は

QUESTION 40

表1　アルコールの種類と特徴

蒸留酒		醸造酒		
特徴： • アルコール度数が高め • 糖分や炭水化物をほとんど含んでいないものが一般的		特徴： • アルコール度数は比較的低め • 糖分や炭水化物を含んでいるものが一般的		
種類	アルコール度数	種類	アルコール度数	100gあたりの炭水化物量
焼酎	20〜25%程度	ビール	5%程度	3g程度
ウィスキー	40%程度	日本酒	15%程度	5g程度
		ワイン	5%程度	1.5〜4g程度

約250g/日となります．食事回数を1日3食と想定すると，1回の米飯量は，米飯以外の炭水化物を多く含む食品なども考慮し，米飯170g（265 kcal）程度が適量となります．

　続いて，飲酒量はビール（アルコール度数5%）500 mLと日本酒（アルコール度数15%）180 mLを飲んでいるとすると，アルコール量はビールから25g，日本酒から27g，合わせて52g。エネルギーはビール500 mLで195 kcal，日本酒180 mLで192 kcal，合わせて387 kcal摂取していることになります[4]．

　すなわち，1回量として適切な米飯170g（265 kcal）を摂取したときよりも，ビール500 mLと日本酒180 mLを飲んだとき（387 kcal）のほうが結果的には摂取エネルギー量が多くなりました．この患者さんの場合は，まず飲酒量を適量まで減らすことが必要です．ビール500 mLか日本酒180 mLのどちらかにする，あるいは2種類飲みたい場合はそれぞれを半量にして，アルコール量を適量に減らすよう指導します．ノンアルコール飲料を組み合わせると，無理なく減酒することができるかもしれません．

　それに加えて，アルコールは1gあたり7 kcalあるにもかかわらず，「エンプティーカロリー」ともよばれ，糖質・たんぱく質・脂質・ビタミン・ミネラル・食物繊維などの栄養素を含みません．適切な飲酒量を守り，全体のエネルギー摂取量を把握すること，そしてエネルギー量（カロリー）だけではなく，栄養素を摂ることが大切です．

• 低血糖のリスクを理解しておく

　アルコールの摂取自体が血糖値に与える影響を理解しておく必要があります．

　アルコールの摂取は肝臓での糖新生を抑制し，血糖値を維持するためのエネルギー供給が不足することで，低血糖を引き起こす危険があります．空腹時や炭水化物の摂取が不足している場合にはそのリスクがさらに高まります．薬物療法を行っている患者さん，特にインスリン製剤やスルホニル尿素（SU）薬，グリニド薬を使用されている方は，食事（主に炭水化物）を摂らずに飲酒すると低血糖に陥るリスクが高くなるので注意が必要です．

そのため，アルコールを飲む場合は食事を摂りながら楽しむよう指導します．

これらを踏まえて今回の事例のように「アルコールを飲むときは，ご飯を食べない」という患者さんに対しては，適量のアルコールとともにご飯を少し食べるよう指導します．ご飯の量については，先に述べたようにおつまみの種類や，全体的な摂取エネルギー量を考慮して提示します．

すべてを型にはめ込み過ぎず，目の前の患者さんの血糖管理の状態，体重の変化，ライフスタイルなどを包括的にアセスメントし，栄養食事指導をしていくことが大切です．

（山本美紀子，長井直子）

文献
1) 日本糖尿病療養指導士認定機構 編・著：糖尿病療養指導ガイドブック 2024, メディカルレビュー社, 67, 2024
2) 日本糖尿病学会 編・著：糖尿病治療ガイド 2024, 文光堂, 41, 2024
3) 日本糖尿病学会 編・著：糖尿病治療ガイド 2024, 文光堂, 39, 2024
4) 香川明夫 監修：八訂食品成分表 2021, 女子栄養大学出版部, 2021

 患者さんからの疑問にどう答える？

「アルコール飲料を飲む場合，アルコール飲料の種類によって血糖コントロールへの影響は差があるのでしょうか？」

- 醸造酒には糖質が含まれ，蒸留酒には含まれませんが，食事やおつまみに含まれる糖質とあわせて考えましょう．
- アルコールそのものが遅発性低血糖を引き起こすなどして，血糖コントロールを難しくするため，適量の飲酒を心掛けましょう．

1．アルコール飲料の種類と含まれる糖質量（表 1）

ビールや日本酒，ワインなどの醸造酒には糖質が含まれますが，焼酎やウイスキー，ジンなどの蒸留酒には含まれません．しかし，焼酎を使用した酎ハイには糖質が添加されており，また，カクテルには果汁やシロップが使用されます．

Hosaka らは，アルコール飲料摂取後の血糖値を評価し，ビールと日本酒は血糖上昇がみられたが，焼酎ではみられなかったことを報告しています[1]．糖質を含まないアルコール飲料の摂取により血糖が大きく上昇することはありませんが，食事やおつまみに含まれる糖質とあわせて考えましょう．

また，蒸留酒にもアルコール由来のエネルギーがありますので，体重管理に注意する必要があります．

COLUMN

表1　アルコール飲料に含まれる糖質量　　　　　　　　　　（100 g あたり）

		エネルギー（kcal）	糖質（g）	アルコール（g）
醸造酒	日本酒	107	5.0	12.3
	ビール	39	3.1	3.7
	白ワイン	75	2.2	9.1
蒸留酒	焼酎	144	0	20.5
	ウイスキー	234	0	33.4
	ブランデー	234	0	33.4
混合酒	梅酒	155	20.7	10.2
	缶チューハイ	211	2.6	5.6

（文部科学省：日本食品標準成分表（八訂）増補2023年より抜粋）

2. 飲酒による血糖コントロールへの影響

　糖尿病患者はアルコール摂取により遅発性低血糖のリスクが高まる可能性があります．これは，糖新生が阻害されたり，脳の低血糖認識が低下したりするためと考えられており，特にインスリン注射やインスリン分泌促進薬を使用している場合には注意が必要です．夜間低血糖のリスクを抑えるためには，食事から適切に糖質を摂取することや飲酒後の血糖モニタリングが必要であることについて教育します．

　一部の疫学研究では，適量のアルコール摂取が血糖値とインスリン感受性の改善と関連することが示されています．しかし，過剰な摂取になると，高血糖の一因となったり，望ましい生活習慣への遵守が低下したりするリスクがあります．

3. 飲酒の合併症管理への影響

　過剰なアルコール摂取は，肥満や高トリグリセライド血症，高血圧，脂肪肝，高尿酸血症，膵炎などの原因となります．血糖値への影響が少ないアルコール飲料を選択するだけでなく，アルコール摂取量が適切になるように支援することが重要です．

（深津章子）

文献

1）Hosaka, S et al：The short-term effect of alcoholic beverage-intake on blood glucose levels in type 2 diabetic patients. Diabetes Res Clin Pract 79：183-184, 2008

参考文献

1）Evert, AB et al：Nutrition therapy for adults with diabetes or prediabetes：a consensus report. Diabetes Care 42：731-754, 2019

V 食事療法のトラブル

Q41 70歳代男性の患者さん.「食事は妻に任せているから」といって,食事の話を聞いてくれません.どうしたら聞いてくれるのでしょうか?

ANSWER

- 食事の話を聞いてくれなくても,患者さんが栄養指導の場に参加することを積極的に促すことで自身のことだと認識するよう働きかけます.
- 変化ステージモデルに合った介入が有効です.
- 糖尿病がもたらす実際の影響や,改善による具体的なメリットなどを織り交ぜながら糖尿病管理の重要性について情報提供を行います.
- 患者さん自身が問題意識を抱けるような質問の投げかけが,興味を引くきっかけになることがあります.

解説

　食事の話に興味がない患者さんに,食事療法の必要性を理解してもらうのは容易なことではありません.患者さんが置かれている状況や心情を確認することが大切です.本当に食事は妻に任せていて自身が聞いても意味がないと思っているのか,食事は自身に直接関係のあることだという認識はあるけれど受入れができず目を背けているのか,それを見極めることが重要です.

　トランスセオレティカルモデル(変化ステージモデル)[1, 2]という言葉をご存知の人も多いと思います.患者さんが行動を変化させるには「前熟考期」→「熟考期」→「準備期」→「行動期/活動期」→「維持期」とステージを経るという考えをプロチャスカらが開発しました.

　患者さんの行動を変化させる必要がある場合,どのステージにいるのかを評価し,それに合った介入が有効とされています[3].

　今回の症例を変化ステージモデルにあてはめてみると,食事の話を聞いてくれないという点から「前熟考期」にあたります.

　「前熟考期」は,現在の状況に対して抵抗や否定をしているステージです.そこで,具体的にどういうことに抵抗や否定をしているのかを知り,正しい情報を伝えることが大切です.

　例えば,食事療法や栄養指導と聞くと,食べたいものを食べるなと制限されるのではないかといった抵抗感があるのかもしれません.まずは,患者さんの普段の食事内容や生活習慣を聞き,そのうえで問題となる部分を一緒に考えます.そうすることで,食べたいも

のを制限する必要はなく，別の部分が問題として浮上する場合があります.

また，患者さん自身が問題意識を抱けるような質問（例えば「最近，普段の生活に変化を感じることはないですか？」）の投げかけが，栄養士の話に興味を示してもらえるきっかけになることがあります. このようなやりとりを重ねることで，食事のことを自身の問題として認識し，解決策を模索しようとする「熟考期」にステージが進むことができると考えます.

「**熟考期**」は，食事療法に取り組んだほうがよいことはわかっているけど，まだ迷いがあり実行に移す準備ができない状態です. その迷いのもととなる，疑問や不安を聞く時間を設けることが大切です.

「**準備期**」に進むと，自己解放が介入のポイントとなります. 準備期は，食事療法をやってみようと思っている段階で，その決意を表明することが効果的です. この症例の場合は，まずは妻に決意を表明することで，協力も得られやすくなると思います.

「**行動期**」および「**維持期**」では，患者さんの取組みを評価して，前向きな気持ちで食事療法を継続できるようにサポートが必要です. 例えば，体重や血液検査の結果などを時系列でみて，その変化と患者さんの行動の変化を照らし合わせると評価しやすくなります. ただ，がんばった取組みが数値に表れないこともあります. その際は，患者さんの努力している点をしっかりと支持し，引き続き取り組めるよう声かけが大切です. 他の取組みを提案することがよい場合もあります.

また，長期間維持期でいるためには，周囲のサポートが必要です. 可能な限り，妻にも栄養指導に同席してもらい，一緒に食事療法に取り組んでもらえるよう働きかけます.

トランスセオレティカルモデル（変化ステージモデル）の流れを用いながら，ここまで説明してきましたが，必ずしも順番通りにステージが進むわけではありません. 1つのステージを長い時間かけて次のステージへ進むことや，ときには逆戻りすることもあります.

できるだけ，「行動期」および「維持期」が継続できるよう介入すること，そのためには時間をかけて対話・傾聴を行うことが大切です. とはいっても，日常診療のなかで1人の患者さんに長時間割くことは難しいのも現実問題としてあります. そこで，当院では「連回栄養指導」というシステムを運用しています. 栄養指導の内容は主治医や看護師とも共有し，多職種で患者さんをサポートすることが重要です.

（山本美紀子，長井直子）

文献

1) Prochaska, JO et al：Stages and processes of self-change of smoking：toward an integrative model of change. J Consul Clin Psychol 51：390-395, 1983
2) Prochaska, JO et al：The transtheoretical model of health behavior change. Am J Health Promot 12：38-48, 1997
3) 日本糖尿病療法指導士認定機構 編・著：糖尿病療養指導ガイドブック2024，メディカルレビュー社，123-131, 2024

Ⅴ 食事療法のトラブル

Q42 50歳代女性のインスリンの頻回注射法の患者さん．朝食後の血糖値が高値になりすぎてしまう場合，朝食の量を減らしたほうがよいのでしょうか？

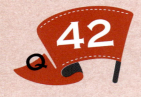

ANSWER
- 食事量が適正範囲の量であれば食事量は減らさずに，インスリンの量や食べ方を工夫して調整しましょう．
- 食事量が過剰な場合は，安易にインスリン量を増量するのではなく，食事量の減量が必要です．
- 暁現象やソモジー効果が起きていないかも確認します．

解説

食事とインスリン

　インスリンの頻回注射法の患者さんにおいて，食後高血糖が起きる主な原因は，食事量（特に糖質量）に対する超速効型（または速効型）インスリンの量が少ないことにあります．そのため，基本的には超速効型インスリン量を増やすことで対応することになります．ただし，インスリン量を増量した場合，食後4時間後ぐらいの血糖値が下がりすぎていないかチェックしましょう．超速効型インスリンの場合，注射後4時間ぐらいは血糖降下作用が持続しますので，4時間後に目指している血糖値になることが目標です．4時間後に血糖値が下がりすぎるのであれば，超速効型インスリンを増量する対応は不適切と考えることができます．その場合には，食事量の調整，インスリン注射のタイミングや食べ方などを検討してみましょう．

　そもそも1食の食事量が過剰な場合は，インスリン量の増量よりも先に食事量の減量を指導しましょう．食事量が過剰な場合においても，インスリン量を増やすことで食後の高血糖は是正することができます．しかし，これは体重増加を助長することにつながり，その結果インスリン抵抗性の増悪→食後高血糖→超速効型インスリンの増量という負のスパイラルに入っていってしまいます．特に中年の人の場合では安易にインスリン量の増量を指示するということは控えたほうがよいでしょう．また，食事量が過剰でない場合もあります．食事量が適正にもかかわらず，超速効型インスリンを増量せずに食事量を減らす指導をしてしまうと，時にサルコペニアを助長することになります．まずは，食事量，特に主食量をどれだけ食べているか確認して，食事量を調整したうえで，超速効型インスリンの量を調整するのか否かを検討するのがよいでしょう．

食べ方の工夫

　食後の高血糖を是正する食べ方として，野菜から食べるという方法があります．野菜から食べることで栄養素の吸収に時間がかかることになり血糖上昇が緩やかになります．詳しくは本書Q39（p.155）をご覧ください．また，食後の血糖上昇を抑制する栄養素として，脂肪や酢などもあります．脂肪は，揚げ物やバター，マーガリンなどを取り入れることで食後の高血糖を是正することが期待できますが，エネルギー量の増加になるため，注意が必要です．酢は，食前酢として飲まれることもありますし，ドレッシングとして野菜と一緒に摂取することで高血糖是正に効果が期待できます．

　食事量やインスリン量を調整することで食後1〜2時間後の高血糖が調整できても，どうしても食後4時間後ぐらいに低血糖になりやすい場合には，補食を取り入れることも1つの方法です．食後2〜3時間後ぐらいを目安に糖質10g程度から補食を取り入れてみましょう．

糖質用インスリンのタイミング

　食後1〜2時間後の高血糖を少しでも下げる方法として超速効型インスリンの注射のタイミングを早くする方法があります．超速効型インスリンであっても，血糖低下効果が発現するまでの時間があるため，食事直前のインスリン注射を食事15分前に行うことで食後高血糖を是正することができる場合があります．ただし，食事が予定より遅くなってしまったり，揚げ物など油脂の多い食事を摂取した場合など，インスリンの作用が血糖上昇よりも早く発現してしまい，低血糖を引き起こしてしまう可能性もある点に注意が必要です．

持効型インスリンとの関係

　そもそも朝食の時点で高血糖になっていないでしょうか．インスリンの頻回注射法の場合，暁現象やソモジー効果が起きていないか確認してください．暁現象（深夜〜明け方に成長ホルモンの分泌により血糖値が上昇する現象）の場合は，持効型インスリンが不足している可能性があります．持効型インスリンを増量することで改善しますが，その結果，日中に低血糖が発生しやすくなるなどの弊害が起きることもあるので，注意が必要です．

　ソモジー効果は夜間の薬剤効果による低血糖の後に反動的に血糖値が上昇する現象です．原因としては，持効型インスリンが過剰な場合が多いです．そのため，持効型インスリンを減量しますが，その結果，日中に常に高血糖になりやすいなどの状況になったりもします．日中の血糖コントロールを優先することで，夜間に低血糖をきたす場合の是正方法としては，就寝前の夜食を摂ることになります．夜食の目安としては，成人の場合，糖質10gで血糖値が30mg/dL上昇すると考えて，就寝中の血糖値低下量に合わせます．例え

ば就寝中に血糖値が約60 mg/dL ぐらい低下するのであれば，就寝前の血糖値は140 mg/dL 以上を目標とし，就寝前の血糖値が110 mg/dL なら糖質10 g の夜食を，80 mg/dL であれば糖質20 g の夜食を食べるようにします．

また，夜食の種類によっても血糖値への影響が異なります．ラムネのようなブドウ糖の場合は，摂取後に血糖値を上昇させてから下がっていくのに対して，脂質や食物繊維を含んだ低GI（glycemic index）食品（ソイジョイ®など）であれば，血糖上昇が緩やかなため，就寝中に過剰に血糖値を上昇させず，就寝時の血糖値を維持することが期待できます．

就寝中の低血糖は日中の活動量が日ごろよりも多かったりすると起きたりもしますので，就寝中の血糖低下は，日々のことなのか，稀なことなのかも確認しましょう．

まずは，食後の高血糖が日々発生する場合は，まずその原因が，食事量と糖質用インスリンの量のバランスなのか，持効型インスリン量の影響なのかを確認して対応を調整していきましょう．

〈藤本浩毅〉

 患者さんからの疑問にどう答える？

「砂糖を入れなければコーヒーは何杯飲んでも問題ないでしょうか？」

- コーヒーに含まれる糖質はごくわずかですが，コーヒーに含まれるカフェインにより食後血糖反応が増大する可能性があります．
- 長期的な摂取により血糖反応や心血管疾患などに好ましい影響が期待される一方，過剰な摂取により貧血や胃腸症状，睡眠に悪影響を与えることがあります．
- 欧米での推奨は1日4杯程度までとされることが多いですが，代謝や感受性には個人差があるため個々のケースに応じて摂取量を調整しましょう．

1. コーヒーに含まれる栄養素および食品成分

コーヒーは，エネルギー4 kcal（コーヒー浸出液100 g あたり），糖質0.8 g（同）とエネルギー産生栄養素は多く含みませんが，カフェインの他にクロロゲン酸やリグナンなどのポリフェノール，アルカロイドのトリゴネリン，焙煎中に形成されるメラノイジンなど，多様な植物化学物質（フィトケミカル）が含まれています．これらの物質が有する抗酸化作用や抗炎症作用が注目されています．

COLUMN

2. コーヒーが糖代謝に与える影響

コーヒーが食後血糖反応に与える影響を調べた研究はいくつかあります[1].コーヒーを摂取した一定時間後に経口ブドウ糖負荷試験（OGTT）または食事負荷試験を行い,血糖反応の大きさを調べるものです.コーヒーの対照としてカフェインレスコーヒーや水が用いられます.これらの結果からは,コーヒーを飲んだ後の食事では耐糖能が低下し,血糖値が上がりやすくなることが示されています.ただし,この反応はカフェインレスコーヒーではみられないことから,コーヒーに含まれるカフェインが急性の血糖管理に影響すると考えられ,メカニズムには,交感神経の活性化によるβアドレナリン刺激が関与している可能性があります.

一方,コーヒーを長期に飲用した影響を調べた研究では,OGTTでの血糖反応を低下させるなど好ましい結果が得られていますし,疫学研究では2型糖尿病の発症率を低下させると報告されています.急性の反応と矛盾する結果ですが,これらには前述した多様な含有成分が関与していると考えられます.

3. コーヒーへの代謝には個人差がある

コーヒーに含まれるカフェストールは血清コレステロールを上昇させます.また,コーヒーは不眠症などへの影響も考えられます.しかし,習慣的な摂取は,冠動脈疾患や脳卒中,肝細胞がんなどの発症リスクを下げると考えられています.

欧米の文献を参照すると,1日4杯程度まで安全で有益であるとされているようですが,代謝や感受性には個人差がありますので個々のケースに応じて摂取量を調整しましょう.

（深津章子）

文献

1) Reis, CEG et al：Effects of coffee consumption on glucose metabolism：a systematic review of clinical trials. J Tradit Complement Med 9：184-191, 2018

参考文献

1] van Dam, RM et al：Coffee, caffeine, and health. N Engl J Med 383：369-378, 2020
2] Barrea, L et al：Coffee consumption, health benefits and side effects：a narrative review and update for dietitians and nutritionists. Crit Rev Food Sci Nutr 63：1238-1261, 2023
3] Ohnaka, K et al：Effects of 16-week consumption of caffeinated and decaffeinated instant coffee on glucose metabolism in a randomized controlled trial. J Nutr Metab 2012：207426, 2012
4] Kolb, H et al：Coffee and lower risk of type 2 diabetes：arguments for a causal relationship. Nutrients 13：1144, 2021

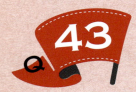

V 食事療法のトラブル

Q43 人工甘味料も身体によくないと聞きます．結局，砂糖と人工甘味料はどちらを用いるのがよいのでしょうか？

ANSWER
- 砂糖の摂取を減らすことは血糖管理や体重管理に有益ですが，人工甘味料を使用するのに効果があるかははっきりわかっていません．
- 砂糖，人工甘味料にかかわらず，強い甘味に慣れないようにしましょう．

解説

● 砂糖

砂糖は，菓子類や甘味飲料，ジャムなどから摂取されていますが，料理の味付けとしても使用されます．砂糖の摂取は肥満やう歯のリスクを高めることから，WHO は 2015 年，「成人及び児童の糖類摂取量」を発表し，成人および児童の 1 日当たり遊離糖類摂取量を，エネルギー総摂取量の 10 ％未満に減らすよう勧めました．さらに 5 ％まで減らして，1 日 25 g 程度に抑えるなら，さらに健康効果は増大するとしました[1]．

● 人工甘味料

人工甘味料は，化学合成により作られる甘味料で，糖質系甘味料の糖アルコールと非糖質系甘味料の合成系甘味料が該当します（**表1**）[2]．糖アルコールは，体内で消化されにくく取り込まれるエネルギーが低いことが特徴であり，合成系甘味料は砂糖に比べて数百倍も甘味が強く使用量が少なくなるため低エネルギーとなります．さらに，人工甘味料は低う蝕性や味覚特性，低褐変性などの特徴から清涼飲料，菓子類だけでなく，漬物，珍味，味噌，醤油といった塩味食品も含めて多くの加工食品に使用されています．特に昨今では「糖質オフ」「糖質ゼロ」を強調する商品が広く流通していますが，それらにも使われていることがあります．

● 糖尿病と人工甘味料

糖尿病患者にとっては，人工甘味料を使うことによりエネルギーと糖質の摂取を減らすことができますし，血糖値を上げないことも重要です．しかし，人工甘味料を使用することが体重管理や血糖管理，合併症予防に有益かどうかについては十分な科学的な根拠があ

表1 甘味料の特徴

化学合成でつくられた糖アルコールと，合成系甘味料を人工甘味料という．

			kcal/g	
糖質系甘味料	砂糖（ショ糖）		4	
	でん粉由来の糖	ブドウ糖，異性化糖，トレハロースなど	4	
	その他の糖	フラクトオリゴ糖，ガラクトオリゴ糖，ラフィノースなど	1.6〜4	
				甘味度＊
	糖アルコール	キシリトール	3	1
		ソルビトール	3	0.6〜0.7
		エリスリトール	0.24/100 g	0.75
		還元パラチノース	2	0.45〜0.6
非糖質系甘味料	天然系甘味料	ステビア	4	200〜400
		グリチルリチン	2.6	200〜250
	合成系甘味料	アスパルテーム	4	200
		アセスルファムカリウム	0	200
		サッカリン	0	500
		スクラロース	0	600

＊ショ糖を1としたとき
（WHO：Use of non-sugar sweeteners：WHO guideline［https://iris.who.int/bitstream/handle/10665/367660/9789240073616-eng.pdf?sequence=1 2025年2月閲覧］より）

りません．人工甘味料を使用することにより，空腹感や満腹感を正常に感じられなくなったり，エネルギー摂取への意識が低下したりする可能性が指摘されています．さらには，腸内細菌叢を変化させ耐糖能を悪化させるという報告もあります．

　WHOは2023年「体重管理又は非感染性疾患のリスクを減らすための手段として非糖質系甘味料を使用しないことを勧める」という条件付き勧告を発表しましたが[2]，これは，非糖質系甘味料が，成人または子供の体脂肪を減らすのに長期的な利益を与えるという根拠はなく，成人の2型糖尿病，心血管疾患，死亡率のリスク増加など，非糖質系甘味料の長期使用による望ましくない影響がある可能性が示唆されたことを理由としています．ただし，この勧告の対象から，糖尿病の人は除かれています．

　日本糖尿病学会編・著「糖尿病診療ガイドライン2024」では「糖尿病の血糖コントロールのために非栄養性甘味料を使用すべきか？」というCQに対して「非栄養性甘味料をショ糖の代わりに使用することで摂取総エネルギーを減らすことができると考えられるが，1型および2型糖尿病の血糖コントロールに対する非栄養性甘味料の影響は十分に確認されていない」として，非栄養性甘味料を使用することも使用しないことも推奨していません[3]．

Ⅴ．食事療法のトラブル

● 甘味を習慣的にとらないために

　砂糖か人工甘味料かにかかわらず，習慣的に多く摂取して強い甘味に慣れないようにしましょう．飲み物は，水か無糖のお茶などに代えることで味覚が敏感になることが期待されます．空腹が強いときに菓子類を摂取すると食べすぎることがあります．個々のケースによっては，食後すぐに少量の菓子を楽しむなど，食べるタイミングを考慮しましょう．また，料理の味付けは甘味と塩味ともに控えて，素材の味を味わうようにしましょう．

（深津章子）

文献

1) WHO：WHO calls on countries to reduce sugars intake among adults and children（https://www.who.int/news-room/detail/04-03-2015-who-calls-on-countries-to-reduce-sugars-intake-among-adults-and-children 2025 年 2 月閲覧）
2) WHO：Use of non-sugar sweeteners：WHO guideline（https://iris.who.int/bitstream/handle/10665/367660/9789240073616-eng.pdf?sequence=1　2025 年 2 月閲覧）
3) 日本糖尿病学会 編・著：3 章 食事療法．糖尿病診療ガイドライン 2024，南江堂，51，2024

参考文献

1] Diabetes and Nutrition Study Group（DNSG）of the European Association for the Study of Diabetes（EASD）：Evidence-based European recommendations for the dietary management of diabetes. Diabetologia 66：965-985, 2023
2] Iizuka, K：Is the use of artificial sweeteners beneficial for patients with diabetes mellitus? The advantages and disadvantages of artificial sweeteners. Nutrients 14：4446, 2022
3] Walbolt, J et al：Non-nutritive sweeteners and their associations with obesity and type 2 diabetes. J Obes Metab Syndr 29：114-123, 2020
4] 農畜産業振興機構：砂糖類情報［2007 年 7 月］，2007（https://sugar.alic.go.jp/japan/fromalic/fa_0707c.htm　2025 年 2 月閲覧）
5] 櫻井 勝：摂取栄養素と高血糖 5. 人工甘味料と糖代謝．糖尿病 59：33-35，2016
6] Evert, AB et al：Nutrition therapy for adults with diabetes or prediabetes：a consensus report. Diabetes Care 42：731-754, 2019

Ⅴ 食事療法のトラブル

Q44 やせている患者さんの場合，今までの食事より食べる量を増やすことがありますが，血糖値が上がるといってエネルギー（食事量）を増やしてくれません．どのようにアプローチしたらよいでしょうか？

ANSWER

- 普通体重以下でも内臓脂肪の多い「隠れ肥満」（腹囲；男性 85 cm，女性 90 cm 以上）は，年齢とともに増えていることを伝えます．
- やせていると内臓や皮下における脂肪の貯蔵能が低いので，体脂肪がたまり過ぎないように食事の管理と運動習慣の重要性を共有します．
- 筋肉量を減らさず維持するには，毎食適切量のたんぱく質を摂取し，レジスタンス運動と有酸素運動を組み合わせることを習慣にします．
- 「エネルギー量の高い食品が血糖値を上げるのではない」ことを理解してもらい，「血糖値が上がりやすい食品」を確認します．

解　説

- 「太らなければ，糖尿病は悪くならない」と考えている人は重症化への危機感が低い

　日本人の2型糖尿病患者の約6割は非肥満（BMI＜25.0 kg/m²）体型で，やせていても2型糖尿病のリスクが高いことが厚生労働省の調査で報告されています．ところが40～60歳代の男女1,200名を対象に「どのような体型の人が糖尿病になりやすいと思うか」を尋ねたインターネット調査では「太っている人（BMI≧25.0 kg/m²）」49.7％，「体型は特に関係ない」43.8％，「やせている人（BMI＜25.0 kg/m²）」1.3％でした．同様に，日本人は太っていなくても糖尿病になりやすい体質であることを「知っている」は38.8％，「知らない」は61.3％でした．

　これらから，やせている糖尿病患者さんの多くは血糖値が高めといわれても，深刻に捉えない傾向や，重症化への危機感が低いことが推測できます．

V．食事療法のトラブル

> ● やせを伴う糖尿病のリスクを知ることで，改善対策への理解を深める
> 〜自分にとって生活習慣改善の必要性が納得できないうちは，継続性
> に期待が持てない〜

1．内臓脂肪型の「隠れ肥満」は年齢とともに増加

平成元年の国民健康・栄養調査報告によると，BMI 25.0 kg/m² 未満で腹囲が 85 cm を超えている男性の割合が，40 歳代で 22%，50 歳代・60 歳代で増加し，70 歳以上では 34.8% にのぼります．一方女性では BMI 25.0 kg/m² 未満で腹囲 90 cm を超えている 40 歳代は 2.2%，70 歳以上でも 7.9% です．男性では BMI 値が普通体重以下であっても内臓脂肪型の「隠れ肥満」の割合は，年齢とともに増えています[1]．やせていても内臓脂肪が多い状態では，糖尿病，高血圧，脂質異常症の併発が高いことを確認します．

2．痩せている人は異所性脂肪がたまりやすい

異所性脂肪は，皮下脂肪や内臓脂肪が一定レベルを超えると，本来蓄積されるはずのない肝臓，骨格筋，膵臓，心血管系などの脂肪組織以外の臓器に蓄積する脂肪で，代謝機能障害関連脂肪性肝疾患（metabolic dysfunction associated steatotic liver disease：MASLD），インスリン抵抗性，インスリン分泌障害，動脈硬化症などに影響をおよぼします．やせていると内臓や皮下における脂肪の貯蔵能が低いため，高脂肪の食生活や運動不足の人では，異所性脂肪が増えやすいことを説明します．

しかしながら内臓脂肪や異所性脂肪の減少を通して糖・脂質・血圧などの心血管疾患リスクは改善する[2]ため，食生活の管理と，運動習慣の継続により，体脂肪がたまり過ぎない生活を維持することの重要性を共有します[3]．

> ● やせを伴う糖尿病における予防対策

1．エネルギー量の確保

健康情報の大半が「粗食が健康を守る」という方向に傾いていますが，高齢者はむしろ「低栄養」対策が重要です．「日本人の食事摂取基準（2025 年版）」では，エネルギー収支バランスの維持を示す指標である BMI の下限値を成人 18〜49 歳：18.5 kg/m²，50〜64 歳：20.0 kg/m²，65 歳以上：21.5 kg/m² と，高齢者で高く設定しています．体重に見合う総エネルギー摂取量の設定には，目標体重が基盤となりますが，患者の年齢，病態などによって異なることを考慮し，個別化をはかり，年齢や患者さんの疾病状況に配慮し，現体重を基本に段階的に再設定するなど，柔軟に考えます．高齢者糖尿病（65 歳以上）では非糖尿病患者と比較して低栄養が多いため，目標体重には栄養評価の判定を配慮します．

2．たんぱく質の効果的な摂取方法

摂取エネルギーが不足すると体タンパク質で補填をするため，筋肉量の減少を引き起こ

表1 摂取方法による筋肉タンパク質合成率の違い

摂取方法	等配分摂取群			夕食偏重摂取群		
筋肉タンパク質合成率　%/h	1日目		7日目	1日目		7日目
	0.075		0.077	0.056		0.056
食事区分	朝食	昼食	夕食	朝食	昼食	夕食
たんぱく質　g/食	30 g	30 g	30 g	10 g	16 g	63 g

1日のたんぱく質摂取総量が同じ場合（90 g），3食で等配分して摂取した群（等配分摂取群30-30-30 g）と夕食に偏って摂取した群（夕食偏重摂取群10-16-63 g）では，等配分摂取群の骨格筋の合成率は高く（P ＜ 0.05），7日間継続しても同様であった．絶食時には骨格筋の分解が進むため，朝食でたんぱく質をしっかり摂取することが重要となる．
（Mamerow, MM et al：Dietary protein distribution positively influences 24-h muscle protein synthesis. J Nutr 8：876-880, 2014 より作表）

します．日本サルコペニア・フレイル学会は予防対策として，体重1 kg当たり1 g/日以上のたんぱく質摂取を推奨しています（例：体重65 kgの場合，65 g/日以上のたんぱく質摂取が望ましい）[4]．また，1日の目標量は等分量を毎食で摂取するほうが，夕食にまとめて摂取するよりも24時間の筋肉タンパク質合成がより効果的な[5]ため（表1），朝食を欠食しないことが重要です．

3. 運動の習慣化

筋肉量を維持するための適度な運動が必要です．筋肉量を増やすレジスタンス運動と，筋肉の質改善によるインスリン抵抗性を改善する有酸素運動を組み合わせて行います．

- **「エネルギー量の高い食品が血糖値を上げるのではない」ということを理解し，「血糖値が上がりやすい食品や食べ方」を確認する**

「食事量を増やす（エネルギーの高い食品を摂る）と，血糖値が上がる」という誤解はベテランの患者さんでもよくあることです．糖質量を詳細に計算する必要がない患者さんでは，表などで，視覚的に頭に入れるのも1つの方法です（表2）．

Ⅴ．食事療法のトラブル

表2　食後血糖に影響する食品・影響しない食品

糖質を多く含む食品〈食後血糖に影響する〉		糖質を含まない食品〈食後血糖に影響しない〉	
主　食	• 食事の中心としてエネルギー供給源になる食品 ごはん，パン，麺，シリアルなど	主　菜	• 食事のおかずとしてたんぱく質・脂質・エネルギーの供給減となる食品 肉類，魚・魚介類（カレイ，サンマ，タコ），卵類　　大豆製品
副　菜	• 糖質の多い野菜・イモ類・豆類・種実 レンコン，トウモロコシ，カボチャ，栗など じゃが芋，さつま芋，そら豆，小豆（大豆除く）	副　菜	• 糖質を含まない野菜・キノコ類・海藻 ほうれん草，玉ねぎ，人参，きゅうり，しめじ，椎茸，舞茸，ワカメ，ヒジキ，昆布
1日に1回取りたい食品	• 牛乳・乳製品 牛乳，ヨーグルト • 果物 果実，ドライフルーツ	油脂種実類	• 油・植物油 バター，ドレッシング，マヨネーズなど • 種実類 ピーナッツなどのナッツ類
嗜好品	• 菓子・嗜好飲料　ショ糖を含む • 醸造酒などの糖質を含むアルコール 日本酒，ビール，ワイン，リキュール類	嗜好品	• 糖分の無い飲料　日本茶，無糖飲料 • 蒸留酒などの糖質を含まないアルコール 焼酎，ウィスキー，ウォッカ，糖質ゼロの醸造酒

（佐野喜子：Q6 糖質はどんな食品に含まれていますか．糖尿病の食事療法カーボカウントナビ2，エクスナレッジ，2012より改変）

（佐野喜子）

文献

1) 厚生労働省：令和元年国民健康・栄養調査結果の概要，2019（https://www.mhlw.go.jp/content/10900000/000687163.pdf　2025年2月閲覧）
2) Okauchi, Y et al：Reduction of visceral fat is associated with decrease in the number of metabolic risk factors in Japanese men. Diabetes Care 30：2392-2394, 2007
3) 西澤　均：異所性脂肪 第3の脂肪　異所性脂肪と内臓脂肪．外科と代謝・栄養55：115-119, 2021
4) サルコペニア診療ガイドライン作成委員会 編：サルコペニア診療ガイドライン2017年版，ライフサイエンス出版，2017
5) Mamerow, MM et al：Dietary protein distribution positively influences 24-h muscle protein synthesis. J Nutr 8：876-880, 2014

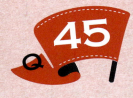

V　食事療法のトラブル

Q45

30歳男性患者さん．筋トレして筋肉増強するために，たんぱく質を摂るけれど糖質は摂りたくないといいます．血糖コントロールも悪くないので，無理に栄養素バランスを変えなくてもいいでしょうか．それとも糖質も摂るように指導したほうがよいでしょうか？

ANSWER

- 血糖値が高くなることを気にして糖質を摂取していない可能性もあります．なぜ糖質を摂取したくないか本人の考えを傾聴しましょう．
- 筋肉の増強にはたんぱく質だけでなく糖質も重要な栄養素であることを伝え，栄養素が偏ることでの注意点を情報提供します．
- 極端な糖質制限は低血糖のリスクがあることを説明します．
- 患者さんの意向にも沿えるように実際の食事内容を聞きながらたんぱく質の目安量をフードモデルなどで具体的に提示します．

解説

● たんぱく質摂取過剰におけるデメリット

　たんぱく質は，筋肉や臓器，血液など人の身体を構成する重要な栄養素です．筋肉の成長にはたんぱく質が不可欠ですが，単に量を増やせばよいということではなく，レジスタンストレーニングと並行する必要があります．健康な人を対象とした研究では，たんぱく質の摂取による筋肉増強の効果は 1.5 g/kg/ で頭打ちとなり，それ以上の摂取では効率が低下していく[1]と報告されています．糖尿病患者のたんぱく質の過剰摂取が引き起こす問題として耐糖能障害，心血管疾患，脳卒中の増加，がんの発症率の増加などが挙げられており，たんぱく質の摂取量は指示エネルギーの 20％ までとし，それ以上の摂取においては安全性が確認できないと注意を喚起しています[2]．

　たんぱく質は牛，豚，鶏などの動物性たんぱく質と大豆，小麦などの植物性たんぱく質に分類されます．動物性たんぱく質の過剰摂取と死亡リスクとの関連はみられない一方で，植物性たんぱく質の摂取割合が多いほど死亡リスクが低く，特に循環器疾患による死亡リスクが低いことが国立がん研究センターより報告されています．どの食品由来のたんぱく質を摂取するかという，"質" を意識することも重要です．

　たんぱく質の過剰摂取を予防するためには，食事パターンへの配慮が必要です．たんぱく質を含む食品（主菜）が中心となる食事パターンでは，主食（米飯，パンなど）や副菜（野菜，海藻類など）が少なくなることが予想できます．主食を控える，あるいは抜くこ

とで糖質が不足するとたんぱく質を摂取していても筋タンパク質の合成には利用されず，エネルギー源として使われます．筋肉増強のためによかれと思って行っていることがかえって筋肉量の減少につながるリスクを患者さんに伝えましょう．

また，主菜はたんぱく質だけでなく脂質や塩分を多く含むことから糖尿病腎症の進行や脂質異常症，高血圧症，心血管疾患の発症リスクが危惧されます．合併症や既存疾患の悪化を予防するうえでも特定の栄養素に偏った食事パターンは控え「糖尿病患者のための食品交換表」やフードモデルなどを活用して，それぞれの目安となる量を具体的に提示するとともに食事写真記録などからたんぱく質の摂取量を評価しましょう．

本症例では，患者さんは自分なりに考え，食事療法に前向きに取り組もうとしています．一方的な療養支援により自尊心を傷つけてしまわないように患者さんの考えを聞いたうえで，何ができそうかを患者さんとともに考えましょう．

• 糖質制限の落とし穴

炭水化物は人の消化酵素として分解できる易消化性炭水化物と，消化できない難消化性炭水化物に分類されます．一般的に易消化性炭水化物は糖質，難消化性炭水化物は食物繊維と総称されます．炭水化物は栄養学的な側面からみるとエネルギー源としての要素が大きく，食物繊維由来はわずかであり，そのほとんどが糖質由来となっています．糖尿病の食事療法として一般的には指示エネルギーの炭水化物比率を 40〜60％ にすることが勧められています．また糖質制限における最低許容量としては 130 g/ 日とされており，その量は 1 日に脳が消費する糖質の量から推測されています．そのため糖質制限を行っている患者さんの場合は 1 日の食事内容の聞き取りを行い，糖質量が 130 g を下回るようであれば糖質摂取を勧める必要があります．

また極端な糖質制限は，実践の継続が難しいことや長期的な安全性が確立していないことに加えて，インスリンやスルホニル尿素（SU）薬，グリニド薬などの薬物療法を行っている場合は糖質制限による低血糖へのリスクがあることを説明しましょう．

• 糖質の"質・摂り方"を意識した摂取方法

患者さんによっては今まで糖質制限を行っていたのにエネルギー比率を考慮した食事療法に切り替えることや，糖質を多く含む食品を取り入れることに不安や抵抗を抱くケースもみられます．糖質を含む食品において，どれくらいの量であれば食事に取り入れることができるか，あるいは利用しやすい食品の種類などを患者さんとともに探り，不安の軽減につなげることも重要です．

良好な血糖管理を目指すうえで食べ方の順番を考慮することもよいでしょう．野菜やたんぱく質など食事中の糖質以外から摂取することにより血糖コントロールの改善が期待できます[3]．主食に加えて主菜，副菜を組み合わせることや，野菜を積極的に取り入れた栄

表 1　食品別 GI 値の一例

食品	GI	食品	GI
白米	77	りんご	37
玄米	55	ぶどう	50
そば，うどん	47	牛乳	27
食パン	74	無糖ヨーグルト	36
パスタ	46	煮豆	16
バナナ	51	野菜ジュース	38

（Murakami, K et al：Dietary glycemic index and load in relation to metabolic risk factors in Japanese female farmers with traditional dietary habits. Am Clin Nutr 83：1161-1169, 2006 より）

養バランスのよい食事をすることが血糖コントロールだけでなく，体重管理においても重要です．

　さらに，糖質の「質」に着目したものに低 GI（glycemic index）という考え方があります．GI は「50 g のグルコースを摂取したときの血糖上昇の度合を 100 として，50 g の炭水化物を含有する食品を摂取したときと比較した数値」と定義されています（**表 1**）[4]．「糖尿病診療ガイドライン 2024」において 2 型糖尿病の血糖コントロールのためには低 GI 食は推奨されており，GI 値が高い食品に偏らないように，GI 値の低い食品を組み合わせるなど「糖質の質」を考慮するのもよいでしょう．

　食事療法は継続することが重要であり，そのためには患者さんの考えを傾聴し，意向に寄り添えるように療養支援を行っていく必要があります．患者さんが負担に感じることなく食事を楽しみとして捉えられるように患者さんとともに継続可能な目標を立てていくことを意識しましょう．

（山口翔平，堂川冴子）

文献

1) Tagawa, R et al：Synergistic effect of increased total protein intake and strength training on muscle strength：a dose-response meta-analysis of randomized controlled trials. Sports Med-Open 8：110, 2022
2) Pedersen, AN et al：Health effects of protein intake in healthy adults：a systematic literature review. Food Nutr Res 57：21245, 2013
3) Imai, S et al：Effect of eating vegetables before carbohydrates on glucose excursions in patients with type 2 diabetes. J Clin Biochem Nutr 54：7-11, 2014
4) Murakami, K et al：Dietary glycemic index and load in relation to metabolic risk factors in Japanese female farmers with traditional dietary habits. Am Clin Nutr 83：1161-1169, 2006

参考文献

1] 日本糖尿病学会 編・著：糖尿病診療ガイドライン 2024, 南江堂，2024
2] 日本糖尿病学会 編・著：糖尿病治療ガイド 2024, 文光堂，2024
3] 伊藤貞嘉ほか 監修：日本人の食事摂取基準 2020 年版，第一出版，2020

Ⅴ 食事療法のトラブル

Q46

70歳代女性，2型糖尿病の患者さんで，BMI 28で活動量も減っています．患者さんから「1日2食なんです．食べる量が増えてもやっぱり3食食べたほうがいいんですか？」と聞かれました．どうアドバイスしたらよいでしょうか？

ANSWER

- BMI 28と軽度肥満の状況にあります．活動量も低下していることから，高齢者サルコペニア・フレイルの問題も生じてきます．
- 1日2食になる理由，本人の食傾向，活動量など，このままこの生活が続くことによって生じてくる問題点を患者さんと一緒に振り返りましょう．
- 血糖値の安定と体重管理，サルコペニア予防のために3食バランスよく食べることのメリットを説明しましょう．
- 患者さん自身が「これなら自分もできそう」と思える，次回外来受診までに達成可能な行動目標を一緒に検討しましょう．

解説

・高齢者サルコペニアとフレイル

　高齢女性でBMI 28と肥満体型もある2型糖尿病患者さんです．活動量も減ってきており，このままではサルコペニア・フレイルが進む可能性があります．サルコペニアとは，筋肉量や筋力が低下する状態のことで，高齢者に多くみられます．サルコペニアが進行すると日常生活の機能が低下しやすくなり，転倒や骨折のリスクが増加します．フレイルもまた高齢者が日常生活のなかで活動する能力が衰える状態であり，サルコペニアが原因の1つとされています．1日2食では摂取エネルギーやたんぱく質が不足しやすくなり，筋肉量の減少を招く可能性があります．高齢になると筋肉の合成能力が低下するため，たんぱく質を適切なタイミングで摂取することが重要です．1日の食事回数を3回に増やすことで，1回の食事で摂取できるたんぱく質量が分散され，筋肉の維持・強化をサポートします．特に朝食を摂ることで，1日の活動に必要なエネルギーやたんぱく質が補給され，活動量も増やしやすくなるため，サルコペニア・フレイルの予防にもつながります．

・3食バランスよく摂取することで血糖値の安定化を図る

　高齢者においても適正な総エネルギー摂取量とバランスを図る食事療法は高血糖，脂質

表1　高齢者の目標管理体重の算出方法

65歳未満	〔身長（m）〕^{2} × 22
65〜74歳	〔身長（m）〕^{2} × 22〜25
75歳以上	〔身長（m）〕^{2} × 22〜25 *

＊75歳以上の後期高齢者では現体重に基づき，フレイル，基本的ADL低下，合併症，体組成，身長の短縮，摂取状況や
　代謝状態の評価を踏まえ，適宜判断する.
（日本糖尿病学会 編・著：糖尿病治療ガイド2024，文光堂，38-39，2024 より作成）

表2　身体活動レベルと病態によるエネルギー係数（kcal/kg目標体重）

軽い労作（大部分が座位の静的活動）	25〜30 kcal/kg 目標体重
普通の労作（座位中心だが運動・家事・軽い運動含む）	30〜35 kcal/kg 目標体重
重い労作（力仕事，活発な運動習慣がある）	35〜　kcal/kg 目標体重

＊高齢者のフレイル予防では身体活動レベルより大きい係数を設定できる. また，肥満で減量を図る場合には身体活動レ
　ベルより小さい係数を設定することができる. いずれにおいても目標体重と現体重との間に大きな乖離がある場合には，
　上記を参考に柔軟に係数を設定する.
（日本糖尿病学会 編・著：糖尿病治療ガイド2024，文光堂，38-39，2024 より作成）

異常症や肥満の是正に有用であると「高齢者糖尿病治療ガイド2021」に記されています. 1日3食に分けてバランスよく食べることは，血糖値を安定させるために重要です. 1日2食では食事間隔が長くなるため，食後の血糖値スパイクや次の食事までの低血糖リスクが高まります. 3食に分けることで，食後の血糖値を急速に上げないようにし，体重管理にもつながります. またBMI 28というやや高めの数値は，適正な食事を摂取しつつ体重管理を行う必要があることを示しています. 患者さんの嗜好を考慮しながら，3食に分けバランスよく適切な栄養摂取を行うことで，無理のない体重管理が期待できます.

患者さんとともに行動目標を考える

頭ごなしに1日2食じゃだめです. 3食にしましょうというアドバイスは患者さんに受け入れてもらうことは難しいですよね. 3食摂取することのメリットを伝えるだけでは，患者さんの行動変容を起こすことは困難であることは読者の皆さんも想像がつくことでしょう. 1日2食になる行動の理由を知り，食事の傾向を踏まえたうえで，どういったことなら患者さんが取り組んでいけるかをともに考え，実行の手段を検討することが大切です. 行動目標は，短期間で実現可能な内容にし，患者さんのモチベーションを上げていきましょう. 表1，2に高齢者の体重・食事量の算出方法を記載します. 参考になさってください.

（塚本洋子）

参考文献

1] 日本糖尿病学会・日本老年医学会 編・著：高齢者糖尿病治療ガイド2021，44-45，文光堂，2021

V 食事療法のトラブル

Q47

50歳代男性，肥満のある2型糖尿病患者さん．経済的にも厳しい生活を送っており，独居で自炊が難しく，コンビニエンスストアなどで買ってきた惣菜で食事をすませている患者さんにどうアドバイスしたらいいですか？

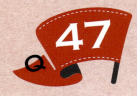

ANSWER

- 単品にならないよう，糖質・たんぱく質・食物繊維の3つの食品をそろえましょう．
- 本人のモチベーションを下げないよう，食事が楽しいと感じているか，制約感や喪失感が強くないか話し合います．
- 使われている食材の分量がわかるものを選ぶよう支援します．
- 脂質や塩分を減らす工夫を提案します．

解説

● 栄養バランスを整える

　コンビニエンスストアやスーパーでは，ついお手軽なお弁当や惣菜を選びがちになってしまい，エネルギーや糖質・脂質が高く，野菜が少なくなってしまいます．そのため，「主食（糖質）・主菜（たんぱく質）・副菜（食物繊維）」の3つをそろえることがポイントです．食事量の目安を知るためのランチョンマット（図1）を活用し，バランスを意識できるようアドバイスします．不足しがちなたんぱく質は筋肉維持や代謝の手助けを，食物繊維は糖や脂質の吸収を緩やかにし，体調を整える効果がありますので，積極的に選ぶとよいです．

　最近では，たんぱく質のとれるパンやサラダ・スープ，食物繊維の多く含まれる玄米やもち麦を使用したおにぎりも販売されていますので活用を勧めましょう．

● モチベーションを下げない食事指導

　あれは駄目，これも駄目と控えるべき食品ばかりを提案しても，食事の楽しみがなくなり，患者さんのモチベーションを低下させ，逆効果となってしまいます．また，エネルギーや糖質量・塩分量などといった，数値の提示もそれだけで抵抗感を感じてしまいます．『糖尿病療養指導ガイドブック2024』では毎日の食事を「健康的な食事ととらえ楽しいと感じているか，制約感や喪失感が強くないか話し合う」と記載されています[1]．

　患者さんの現在の生活状況を尊重し，急に大きく変化させようとはせずに無理のない範囲

QUESTION 47

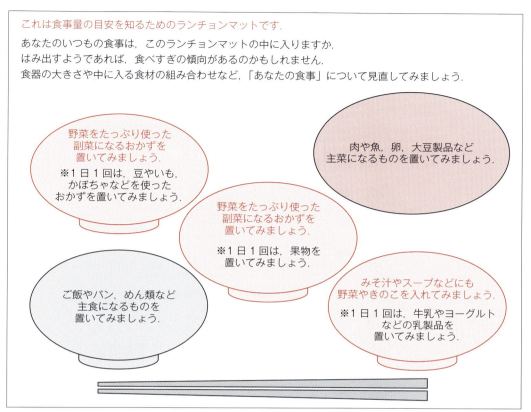

図1 当院で使用しているランチョンマット（A3サイズ）

でこれまでよりもちょっとでもよい選択を増やしていけるよう，その選択を継続していけるよう，パンフレット（図2）などを使用しながら患者さんと一緒に検討していく必要があります．

● 脂質や塩分を減らす工夫

　コンビニエンスストアやスーパーなどの惣菜は，上記でも述べたようにエネルギーや脂質はもちろん，塩分も多く含まれます．糖尿病患者さんにとって高塩分の食事は食べ過ぎや飲み過ぎにつながり，体重増加の原因になります．また，「糖尿病診療ガイドライン2024」では糖尿病に加え高血圧などにより心血管イベントのリスクファクターとなることから，塩分摂取量を控えることが勧められています．減塩指導としては，麺類は具材の多いものを選ぶ，汁を飲み干さない，醤油やソースなどの調味料はかけずに小皿にとって量を確認しながら使用する，などがあります．患者さんに塩分チェックシートをつけてもらい，現在の塩分摂取量を確認したり，患者さんにこれまでの食事を振り返ってもらうことで，すぐにでも改善できそうな点を一緒に検討します．コンビニエンスストアのおにぎりは塩分が多くなりやすいので，パックご飯を選ぶと減塩につながります．さらに経済的に厳しい人であれば，ご飯だけでも自炊することを提案してみるのもよいかもしれません．

Ⅴ．食事療法のトラブル

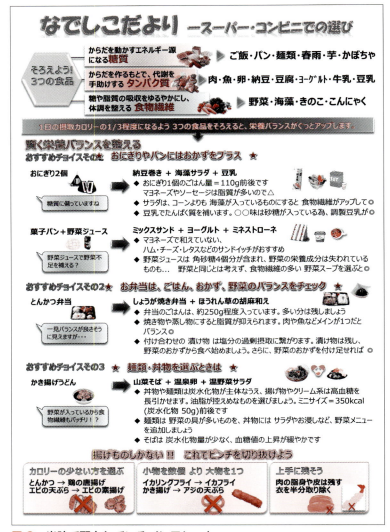

図2　当院で配布しているパンフレット

　脂質を減らす工夫としては，揚げ物を焼き物や蒸し物に換える，エネルギー表示の少ないものを選ぶ，肉の脂身や皮は残すなどがあります．しかし，食事のメインとなるものとなるので，患者さんの受け入れ状況を確認しながら，抵抗感なく実践できる方法を患者さん主体で検討していくことが重要となります．

（小林美香子）

文献

1) 日本糖尿病療養指導士認定機構 編・著：糖尿病療養指導ガイドブック2024，メディカルレビュー社，60-70，2024

参考文献

1] 日本糖尿病学会 編・著：糖尿病診療ガイドライン2024，南江堂，37-51，243-247，2024
2] 日本糖尿病学会 編・著：糖尿病食事療法のための食品交換表，第7版，文光堂，2013

V 食事療法のトラブル

Q48 血糖値を上げたくないと炭水化物をほとんど食べない妊娠糖尿病の患者さんがいます．ケトン体も出ています．説明の仕方も含めて，妊娠期の糖代謝異常への対応について教えてください．

ANSWER

- 血糖値をコントロールしながら，胎児の健全な発育，母体の高ケトン血症防止のために適正な栄養素とエネルギーを摂る必要があります．
- まずは赤ちゃんのことを心配する患者さんの思いを傾聴します．
- 患者さんの経験や思いを否定せず，炭水化物（糖質）は母児ともに大事なエネルギー源であるため，炭水化物を控えることのメリット・デメリットについて情報提供します．
- 炭水化物を控え過ぎず上手に血糖コントロールする方法を一緒に探っていきます．

解説

妊娠期における糖代謝異常

妊娠前から糖尿病と診断されている女性が妊娠した場合は，糖尿病合併妊娠といいます．妊娠糖尿病は「妊娠中にはじめて発見または発症した糖尿病に至っていない耐糖能異常（IGT）」とされ，妊娠中に発見された明らかな糖尿病や糖尿病合併妊娠とは区別されます．妊娠糖尿病は出産後は IGT は改善され正常に戻りますが，産後に糖尿病に移行する場合が多く，継続した経過観察が必要です．治療や血糖値の管理目標は糖尿病合併妊娠と同様です．

糖代謝異常合併妊娠の合併症と血糖コントロール目標値

糖代謝異常合併妊娠では巨大児や妊娠高血圧症候群発症のリスクが高まります．巨大児に関連したものでは肩甲難産，帝王切開率の上昇などもあります．母体の高血糖は胎盤を通して胎児へと供給され，胎児も高血糖・高インスリン血症となります．インスリンは組織に糖を取り込む働きをするため，胎児の発育が促進された結果巨大児となります．出産後は胎盤からの糖の供給が絶たれますが，胎児は高インスリン血症となっているため新生児の低血糖症を引き起こします．その他，新生児呼吸窮迫症候群や高ビリルビン血症など母体だけでなく，新生児の合併症を発症する可能性が高いため，妊娠中は厳格な血糖コントロールが必要となります．

Ⅴ．食事療法のトラブル

表1　妊娠中の血糖コントロール目標

	日本糖尿病学会	日本産科婦人科学会
空腹時血糖値	95 mg/dL 未満	95 mg/dL 未満*
食前血糖値		100 mg/dL 以下*
食後血糖値	食後1時間値 140 mg/dL 未満 または 食後2時間値 120 mg/dL 未満	食後1時間値 140 mg/dL 未満* あるいは 食後2時間値 120 mg/dL 未満
HbA1c	6.0〜6.5 % 未満	6.5 % 未満
グリコアルブミン	15.8 % 未満	15.8 % 未満

＊経験的な血糖目標である空腹時血糖値 ≦ 95 mg/dL，食前血糖値 ≦ 100 mg/dL，食後2時間血糖値 ≦ 120 mg/dL という基準についても容認される．

（日本糖尿病学会 編・著：糖尿病診療ガイドライン2024，369，2024 および日本産科婦人科学会ほか：産婦人科診療ガイドライン―産科編2023，23-24，2023 より作成）

　日本糖尿病学会では，妊娠中の血糖コントロール目標値を，空腹時血糖値 95 mg/dL 未満，食後1時間値 140 mg/dL 未満または食後2時間値で 120 mg/dL 未満，HbA1c6.0〜6.5 % 未満としています[1]．日本産科婦人科学会では，早朝空腹時 95 mg/dL 以下，食前血糖値 100 mg/dL 以下，食後2時間値 120 mg/dL 以下を目標としています[2]（表1）．

● 妊娠期における糖代謝

　胎児の主なエネルギー源はブドウ糖で，胎児の発育には欠かせない栄養素です．母体から胎児へのブドウ糖供給は，胎盤を通して行われますが，ブドウ糖は濃度勾配により拡散されるので，母体の血糖値が高いほど，胎児への供給量も増加します．しかし空腹時は，母体自身のブドウ糖利用を控えて胎児にブドウ糖を供給するため空腹時血糖が下がりやすくなります．そしてブドウ糖の代わりに脂肪をエネルギーとして使用するので，脂質代謝が亢進してケトン体が産生されやすくなります．

　妊娠初期は胎児のブドウ糖需要も少ないためインスリンの必要量も増えませんが，胎盤から産生されるホルモンの影響などもあり，妊娠週数が経過するに従いインスリン抵抗性が増大していきます．インスリン抵抗性が増大すると母体の膵β細胞の肥大と過形成が起こり，インスリン分泌が増加します．また妊娠中期以降は，胎児の成長に伴いブドウ糖の消費も増えるため，母体の空腹時血糖の低下やケトン体産生が亢進しやすくなります．母体の低血糖は，胎児の発育を妨げたり，母体の高ケトン血症も胎児の中枢神経への影響を示唆する報告[3]もあります．このため，高血糖を気にするあまり朝食を抜いたり，極端に炭水化物を控えすぎたりすることは，低血糖や高ケトン血症を招きやすくするため注意が必要です．

表2 妊娠中の体重管理の目安

妊娠前の体格	BMI	体重増加の目安
低体重	18.5 未満	12〜15 kg
普通体重	18.5 以上 25.0 未満	10〜13 kg
肥満（1度）	25.0 以上 30 未満	7〜10 kg
肥満（2度以上）	30 以上	個別対応（上限5kgまでが目安）

（こども家庭庁：妊娠前からはじめる妊産婦のための食生活指針〜妊娠前から，健康なからだづくりを〜　解説要領［令和3年3月］，2021［https://www.cfa.go.jp/assets/contents/node/basic_page/field_ref_resources/a29a9bee-4d29-482d-a63b-5f9cb8ea0aa2/aaaf2a82/20230401_policies_boshihoken_shokuji_02.pdf　2025年2月閲覧］より）

糖代謝異常合併妊娠の栄養管理

　　母体の肥満や過度な体重増加は，妊娠高血圧症候群や巨大児のリスクとなります．しかし胎児期の低栄養環境や発育が十分でなかった場合，成人後に生活習慣病の発症リスクが高まることがわかってきました．「児の将来の健康や特定の疾患のかかりやすさは胎児期や出生早期の環境が影響する」という Developmental Origins of Health and Disease（DOHaD）仮説の概念などからも，母体が適切な栄養状態を保つことの必要性が提唱されています．糖代謝異常合併妊娠の栄養管理においても，「胎児の健全な発育と母体の厳格な血糖コントロールおよび適正な体重増加を目指す」[4]ことが目標とされています．加えて，妊娠中はケトン体産生が亢進しやすくなっているので，母体の高ケトン血症を防ぐために適正なエネルギーや栄養素の摂取が必要です．

　　妊娠中の栄養管理については，「日本人の食事摂取基準（2020年版）」を参考に，標準体重×30 kcal を基本として，肥満妊婦についてエネルギー負荷は行わず，非肥満妊婦は，妊娠初期は50 kcal，妊娠中期は250 kcal，妊娠末期は450 kcal，授乳期は350 kcal を目安に個々の症例に応じて付加します．各栄養素についても総エネルギー量に対して脂質は20〜30％，たんぱく質は13〜20％，炭水化物は50〜60％が目安となります．糖質は食後血糖に影響をおよぼすため，食後高血糖となる場合に主食の炭水化物を分割して摂取する分割食を行い血糖コントロールを行います．先にも述べたように血糖値の上昇を気にして炭水化物を過度に制限してしまうと母体の高ケトン血症を引き起こしやすくなるため，少なくとも1日に175gの糖質の摂取が必要といわれています．炭水化物は糖質と食物繊維を合わせたものなので，糖質を制限することで食物繊維の摂取も減少し便秘に傾いたり，脂肪の摂取が増え母体の中性脂肪の増加などの影響も懸念されます．

　　体重管理については，こども家庭庁「妊娠前からはじめる妊産婦のための食生活指針」で示されている妊娠中の体重増加指導の目安[5]を参考に調整されます（表2）．

糖代謝異常合併妊婦の心理的援助

　　待望の妊娠であっても，妊娠の喜びとともに今後の経過に対する期待や不安が生じます．

Ⅴ．食事療法のトラブル

妊娠糖尿病と診断された妊婦は，診断された事実に心理的な衝撃を受けますが，心の整理がつかないまま，すぐに厳格な血糖コントロールのために食事療法や血糖自己測定（SMBG）などを開始しなければなりません．そうした不安を抱えながら，無事に生まれてきて欲しいと子どものために頑張ろうとします．糖尿病合併妊婦の場合も同様です．

今回の事例でも，炭水化物も摂取しなくてはならないと認識していても，妊娠糖尿病と診断されたことですでに自責の念を抱いていたり，高血糖が母児に与える影響について教育を受けているため，高血糖になることへの不安も大きかったのではないかと考えられます．そのため，まずは患者さんの思いを否定せずに傾聴し，どのような経過で現在の考えや行動に至ったのかを確認します．その上で，炭水化物摂取の必要性について具体的に説明し，患者さんと一緒にできそうな方法を主治医や栄養士とともにチームで協力して模索していくことが重要です．

行動変容を促すためには，血糖値や「炭水化物を食べない」という行動だけに注目し，炭水化物摂取の必要性を説明するのではなく，精神面や身体的，社会的側面など，その人を取り巻く環境にも目を向け，個々に合う方法を一緒に探していく姿勢が必要ではないかと考えます．食後血糖を抑える方法としては，分割食や低 GI（glycemic index）食品の選択，食べる順番やスピード，運動（活動）するタイミングなども血糖値に影響を与えます．それでも炭水化物を摂取することに抵抗がある場合は，悪阻の状態，低血糖の頻度，高ケトン血症の有無，胎児の発育状態にもよりますが，炭水化物摂取量の最低ラインを設定するなど，個々の患者さんに合う方法を，患者さんを含めたチームでアイデアを出し合い検討していくとよいでしょう．私自身，患者さんの周りにサポートできる人がたくさんいることを実感してもらえるような支援を心がけています．

（熊野真美）

文献

1）日本糖尿病学会 編・著：糖尿病診療ガイドライン 2024，南江堂，369，2024
2）日本産科婦人科学会ほか：産婦人科診療ガイドライン—産科編 2023，日本産科婦人科学会事務局，23-24，2023
3）Rizzo, T et al：Correlations between antepartum maternal metabolism and intelligence of offspring. N Engl J Med 325：911-916, 1991
4）日本糖尿病学会 編・著：糖尿病診療ガイドライン 2024，南江堂，372，2024
5）こども家庭庁：妊娠前からはじめる妊産婦のための食生活指針〜妊娠前から，健康なからだづくりを〜 解説要領（令和 3 年 3 月），2021（https://www.cfa.go.jp/assets/contents/node/basic_page/field_ref_resources/a29a9bee-4d29-482d-a63b-5f9cb8ea0aa2/aaaf2a82/20230401_policies_boshihoken_shokuji_02.pdf 2025 年 2 月閲覧）

参考文献

1）Werner, EF et al, ed：Medical Management of Pregnancy Complicated by Diabetes, 6th ed, American Diabetes Association, 2019
2）福島千恵子：糖代謝異常妊婦の妊娠中〜産後にかけての心理と支援．糖尿病と妊娠 22：64-66，2022
3）福井トシ子ほか 編・著：助産師のための妊娠糖尿病ケア実践ガイド，医歯薬出版，58，2019

Column

 患者さんからの疑問にどう答える？

「生理と血糖値って関係あるんですか？」

- 個人差は大きいですが，ホルモンの影響で生理前後は血糖値が変動することがあります．
- その他，月経随伴症状などにより，食欲や睡眠，活動量の変化などによっても血糖値に影響が出ることがあります．
- 生理前はインスリンが効きにくく，インスリン量を増やして対応することもあります．

　月経周期には，月経期，卵胞期，排卵，黄体期があります．卵胞を発育させる時期の卵胞期はエストロゲン（卵胞ホルモン）の分泌が活発になり，排卵が起こります．排卵後は黄体期に入り，プロゲステロンも分泌されるようになります．エストロゲンはインスリンの感受性を高め，プロゲステロンはインスリンの感受性を低下させるといわれています．月経周期と血糖値の変化は個人差があるといわれていますが，月経と糖尿病ケトアシドーシスの関連について調べたものによると，200人中76人が月経によって糖尿病のコントロールの変化があり，そのうち53人が高血糖となり，23人は低血糖が多かったと報告しています[1]．

　また月経随伴症状とよばれる月経困難症（dysmenorrhea）や月経前緊張症（premenstrual syndrome：PMS）などにより生じる，抑うつなど精神的な症状や食欲の変化（食欲増進や食欲低下，食べ物の好みが変わるなど），下腹部痛，腰痛，頭痛などの身体的症状や活動量の低下なども血糖値に影響を与えます．さらに個人のインスリン分泌能によっても血糖値への影響は変わってきます．その他，肥満や過度なダイエットなどによる摂食障害などでも月経に異常をきたします．

　実際に外来でお話しする1型糖尿病を持つ女性の患者さんのなかにも，月経1週間位前からインスリンの効きが悪くなるので，基礎インスリン量を増やして対応されている人が多くおられます．しかし，月経周期に合わせて血糖パターンが変化していることに気がついていない人もおられるので，血糖値の動きをみて月経と関係しているなと感じたときは，医療従事者から患者さんに情報提供したり主治医へ報告して，インスリン調整などが行えるようサポートできるとよいと思います．

　また初経の平均年齢が12歳で，月経周期がほぼ順調になるのは17〜18歳といわれています．外来で小児1型糖尿病を持つ女児の患者さんや親御さんとお話しする際は，

V. 食事療法のトラブル

初経が始まりそうなタイミングで糖尿病と月経の関係についても少しずつ伝えていくようにしています．この年代はちょうど思春期で精神的に不安定になったり食欲が増進したりする時期なので，血糖コントロールが難しくもなります．そのようななかで月経と血糖値の関係について知っていれば，対処方法もわかるので，本人や親御さんの心身の負担の軽減にもつながると考えます．さらに普段から月経の話をすることで，将来の計画妊娠についての話をするときの抵抗も少なくなると実感しています．

(熊野真美)

文献
1) Walsh, CH et al：Menstruation and control of diabetes. Br Med J2：177-179, 1977

参考文献
1] 黒瀬 健：Q1 月経周期と血糖値 月経周期と血糖値の関係について教えてください．プラクティス 33：602-604, 2016
2] 藤田小矢香：月経周期に伴う女性ホルモンと月経周辺症状との関連．母性衛生 64：501-511, 2024
3] 三木 裕子：月経と糖尿病管理．COMPLICATION 7：54-58, 2002
4] 福島千恵子：糖代謝異常妊婦の妊娠中〜産後にかけての心理と支援．糖尿病と妊娠 22：S-64-S-66, 2022
5] 福井トシ子ほか 編・著：助産師のための妊娠糖尿病ケア実践ガイド，医歯薬出版，58, 2019
6] 有森直子 編：NURSING TEXTBOOK SERIES 母性看護学Ⅱ 周産期各論，第2版 質の高い周産期ケアを追求するアセスメントスキルの習得，医歯薬出版，5, 2021

 患者さんからの疑問にどう答える？

（20歳代女性患者さん）
「糖尿病は遺伝するので子どもは欲しくありません」

- 2型糖尿病は多因子遺伝が想定されており，遺伝因子に環境因子が加わり発症します．
- 1型糖尿病は HLA（human leukocyte antigen）などの遺伝因子にウイルス感染などの誘因・環境因子が加わって発症します．
- 遺伝因子として遺伝子異常が同定されている糖尿病もあります．

過去の疫学研究から2型糖尿病の発症には何らかの遺伝要因が関与するであろうことが確実と考えられてきました．現在では数百ヵ所を超える2型糖尿病疾患感受性ゲ

ノム領域が同定されています．しかしながら 2 型糖尿病のような多因子遺伝疾患では，疾患の発症に関与する遺伝要因の割合は疾患により異なると考えられます．遺伝要因の関与の割合を示す指標として遺伝率があり，欧米を中心とした研究では 30〜70％程度と推察されています．遺伝素因があるとしても，2 型糖尿病発症には食事・運動などの生活習慣を主とした環境因子により発症するか否かは大きく異なっています．また，母親が糖尿病の場合，妊娠中の血糖コントロールも児の成長期での糖尿病の発症に強く関係します．妊娠前から妊娠中の血糖コントロール目標に従い，厳格な血糖調整を行い，また，児の成長期の生活習慣を整えることによって，お子さんの 2 型糖尿病発症は予防可能と考えられます．

1 型糖尿病の発症に関連すると思われる疾患感受性遺伝子も複数報告されています．そのなかでも最も強く関連しているのは第 6 染色体短腕上に存在する HLA 遺伝子といわれています．日本人でも 1 型糖尿病になりやすい疾患感受性ハプロタイプとなりにくい抵抗性ハプロタイプが報告されています．疾患感受性ハプロタイプは一般集団において高い頻度で有しており，それを有するだけで必ず 1 型糖尿病を発症するわけではありません．また疾患感受性ハプロタイプと抵抗性ハプロタイプの両方を有する場合は発症しにくいといわれています．このように 1 型糖尿病を発症しやすい遺伝因子を受け継いだとしても必ず発症するものではなく，発症前に上気道症状や先行感染症状を認める場合も多く，ある種の環境要因も関係すると考えられています．発症を予測することや予防することは困難ですが，必ず発症するものでもなく，心配しすぎないことも大切です．

グルコキナーゼ遺伝子異常，ミトコンドリア遺伝子異常など糖尿病を発症する特定の遺伝子が同定されているものもあります．遺伝様式や，治療についても少量のスルホニル尿素（SU）薬が有効など遺伝子異常の差により発症様式や表現型が異なるため，不安な場合は遺伝カウンセリングを受けることも可能と考えます．

1 型 2 型糖尿病は遺伝要因があるからといって必ず発症するものではなく，心配しすぎないことも必要です．特定の遺伝子異常による糖尿病の場合は遺伝カウンセリングを受診することもお勧めします．

(福本まりこ)

V. 食事療法のトラブル

 患者さんからの疑問にどう答える？

「家より病院のほうがごはんの量が多いけどいいんですか？ 家より病院のほうが血糖値が高いんですが」

- 患者さんの思いや嗜好を傾聴したうえで，適切なエネルギー量について説明します．
- 患者さんの普段の食生活，活動状況や血糖測定のタイミングを情報収集します．
- 活動量と食事の関係，血糖測定時間との関係や要望について患者さんと一緒に考えます．

　患者さんの食事内容を聴取すると，高血糖を抑制するためにご飯よりおかずの摂取のほうが多いことがあります．それに伴いたんぱく質，脂質が過多傾向となり，塩分摂取量も増加がみられます．

1. 食事の適正なバランス

　食事に含まれる炭水化物の適正な配分は摂取エネルギーの 50〜60％，たんぱく質 15〜20％，脂質 20〜25％といわれています．「糖尿病診療ガイドライン 2024」では「総エネルギー量を制限せずに，炭水化物のみを極端に制限することによって体重や HbA1c の改善を図ることは，その効果のみならず，長期的な食事療法としての遵守性や安全性など重要な点についてこれを担保する科学的根拠が不足しており，現時点では勧められない」[1] といわれています．楽しく食事摂取することが人間の生理的欲求の「食欲」を満たすため，食事を制限することを説明することより，患者さんとともに食生活を振り返ります．そうすることで患者さん自身，自ら問題点，改善点を医療者に話すことで自分の行動を整理でき，今後の療養行動の目標を医療者と共有することができることがあります．

2. 食事と血糖値の関係

　入院中の患者さんの食事は一定の時間に配食されます．当院では，特に朝食と昼食の間隔が短いこと，入院中に自宅で行っていた日常生活の活動がないことにより，昼食前の血糖値が高めに出る人が多い傾向になります．また入院中は血糖測定を1日4回〜7回測定することがあります．日頃，血糖測定をしていない時間帯の血糖値が高いことに驚かれる患者さんもいます．その気づきを活かして，患者さんには食後血糖の上昇を抑

えるために，入院中でも実施できる運動を取り入れてもらうように説明しています．それに加えて，食事の組成により血糖値に与える影響を情報提供しています．

3. 血糖値と活動量の関係について

入院中の患者さんの活動範囲は狭く，自宅より活動量の低下がみられます．血糖値は食後1時間から2時間にピークとなりやすく，この時間帯に適切な運動を実施することで血糖値は低下し，食後の血糖上昇を抑えることができます．食後の血糖値が気になる患者さんには入院中の血糖測定を確認しながら運動することで血糖値が下がっていることが確認できれば，退院後の療養生活の大きな動機付けになります．

患者さんとともに療養行動を振り返ると，多くの患者さんが入院中の経験を生かして，退院後の生活における改善点や今後の目標を話してくださいます．こうした支援では看護師だけでなく，医療チームで患者さんの療養生活のサポートができるように，多職種で連携を図りながら関わっていくことを心がけています．

（富　真裕美）

文献

1）日本糖尿病学会 編・著：糖尿病診療ガイドライン2024，南江堂，43，2024

参考文献

1）野井香梨ほか：2型糖尿病の栄養指導．臨床栄養 144：770-773，2024
2）山内敏正ほか：糖尿病患者の栄養食事指導．糖尿病 63：91-109，2020
3）加藤則子：規則的な食事時間．糖尿病ケア春季増刊 119：29-32，2013

索 引

数字・欧文

1 型糖尿病	44
ABI	109
advanced hybrid closed loop：AHCL	12
CGM	11, 75, 89, 94
COVID-19	112
early worsening of diabetic retinopathy：EWDR	81
GA	6
GIP/GLP-1 受容体作動薬	58
GI 値	175
GLP-1 受容体作動薬	58
HbA1c	5
intermittently scanned CGM：isCGM	7, 12
METs	125, 135
PAD	109, 115
RAS 阻害薬	66
real-time CGM：rtCGM	12
sensor-augmented pump：SAP	11
SMBG	7, 75, 90
treatment-induced neuropathy of diabetes：TIND	78

和文

あ

暁現象	90
足白癬	117
アドバンスドハイブリッドクローズドループ療法	12
アルコール	150, 156, 158
意識障害	67
意思（志）決定	24, 62
遺伝	186
遺伝カウンセリング	187
医療費	32
インスリン注射	61, 85, 92, 162
インスリン抵抗性	52
インスリンポンプ	12
ウオノメ	138
運動プログラム	132

か

海外旅行	54
外食	84
下肢閉塞性動脈疾患	109
下腿−上腕血圧比	109
学校生活	45
間歇スキャン式持続血糖モニター	7, 12
間食	147
感染症	113
境界型	51
グリコアルブミン	6
鶏眼	138
血圧	64
結婚	46
血糖管理（コントロール）	4, 58
血糖自己測定	7, 75, 90
血糖値	5, 42, 47, 49, 85, 185, 188
健康食品	19
降圧薬	66
口腔ケア	38
高血糖	4
行動目標	25
高齢者糖尿病	120
高齢者糖尿病の運動療法	136
高齢者糖尿病の血糖コントロール目標（HbA1c 値）	41
高齢者の運動	131
高齢者の目標管理体重	177
高齢糖尿病患者	39
コーヒー	164

さ

砂糖	166
サプリメント	18
サルコペニア	176

ジェネリック医薬品	34
自覚症状	3
自覚的運動強度	135
歯周病	36
持続血糖モニター	11, 75, 89, 94
シックデイ	49, 67
就職	28, 46
出産	46
食事記録	145
視力障害	94
新型コロナウイルス	112
新型コロナワクチン	112
人工甘味料	166
スティグマ	28
ストレス	49
成長期	47
生理	185
セカンドオピニオン	21
先端恐怖症	92
惣菜	178
足白癬	117
ソモジー効果	91

た

大血管症	33, 102
タコ	138
たんぱく質摂取過剰	173
遅発性低血糖	158
低血糖	75, 88
低血糖リスク	69, 157
透析	126
糖尿病合併症検査	99
糖尿病性神経障害	33, 102
糖尿病性腎症	33, 101, 103, 123
糖尿病足病変	115
糖尿病治療誘発性神経障害	78
糖尿病網膜症	33, 101
糖尿病網膜症の早期悪化	81
糖尿病予備軍	51
動脈硬化	106

特定保健用食品（トクホ）	18

な

妊娠	46
妊娠糖尿病	181
認知機能	69, 120
脳神経外科	108
飲み忘れ	86

は

バイオシミラー	35
肥満	64
服薬アドヒアランス	73, 121
フットケア	118
フレイル	176
プロスペクト理論	16
変化ステージモデル	107, 139, 160
胼胝	138
保険適用	13
ポリファーマシー	71

ま

末梢動脈疾患	109, 115
無自覚性低血糖	88

や

野菜	153
やせを伴う糖尿病	170

ら

ライフスタイル	151
リアルタイム CGM	12
リアルタイム CGM 機能付き　インスリンポンプ	11
療養行動	25

わ

ワクチン	113

検印省略

糖尿病患者トラブルシューティングA to Z
医療現場の困りごと解決ガイド

定価（本体 3,600円＋税）

2025年4月6日　　第1版　第1刷発行

編集者　細井　雅之・藤本　浩毅・熊野　真美
発行者　浅井　麻紀
発行所　株式会社 文 光 堂
　　　　〒113-0033　東京都文京区本郷7-2-7
　　　　TEL　(03)3813－5478（営業）
　　　　　　　(03)3813－5411（編集）

© 細井雅之・藤本浩毅・熊野真美, 2025　　　　　印刷・製本：シナノ印刷

ISBN978-4-8306-6202-7　　　　　　　　　Printed in Japan

・本書の複製権，翻訳権・翻案権，上映権，譲渡権，公衆送信権（送信可能化権
を含む），二次的著作物の利用に関する原著作者の権利は，株式会社文光堂が
保有します．
・本書を無断で複製する行為（コピー，スキャン，デジタルデータ化など）は，
私的使用のための複製など著作権法上の限られた例外を除き禁じられています．
大学，病院，企業などにおいて，業務上使用する目的で上記の行為を行うことは，
使用範囲が内部に限られるものであっても私的使用には該当せず，違法です．
また私的使用に該当する場合であっても，代行業者等の第三者に依頼して上記
の行為を行うことは違法となります．
・ JCOPY 〈出版者著作権管理機構 委託出版物〉
本書を複製される場合は，そのつど事前に出版者著作権管理機構（電話03-
5244-5088, FAX 03-5244-5089, e-mail : info@jcopy.or.jp）の許諾を得てください．